Anaesthesiology and Resuscitation
Anaesthesiologie und Wiederbelebung
Anesthésiologie et Réanimation

10

Editores

Prof. Dr. R. Frey, Mainz · Dr. F. Kern, St. Gallen
Prof. Dr. O. Mayrhofer, Wien

Auswirkungen der Atemmechanik auf den Kreislauf

von Rudolf Schorer

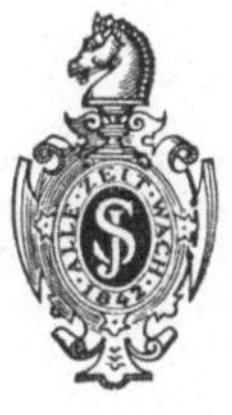

Springer-Verlag Berlin Heidelberg New York 1965

*Aus der Anaesthesie-Abteilung (Leiter Professor Dr. J. Stoffregen)
der Universitätsklinik Göttingen*

ISBN-13: 978-3-540-03254-0   e-ISBN-13: 978-3-642-48080-5
DOI: 10.1007/978-3-642-48080-5

Titel Nr. 7480

Geleitwort

Dem Wunsch meines Oberarztes Privatdozent Dr. RUDOLF SCHORER, seiner Monographie über „Auswirkungen der Atemmechanik auf den Kreislauf" ein kurzes Geleitwort mit auf den Weg zu geben, komme ich gern nach.

Die Fragestellung an sich ist nicht neu. Zahlreiche Autoren, darunter Namen wie BRECHER, LENFANT und HOWELL, MALONEY und WITTENBERGER, OTIS und RAHN, COURNAND und schließlich auch, in bescheidenem Rahmen, 1953/54 in gemeinsamer Arbeit mit HÖRNICKE ich selbst, haben sich in den letzten eineinhalb Jahrzehnten mit diesem Thema beschäftigt, das mit Einführung der Muskelrelaxantien gewissermaßen über Nacht für klinische Anaesthesie und angewandte Physiologie gleichermaßen aktuell geworden war. Erst die grundsätzliche Klärung des respiratorischen Problems schuf die Voraussetzung zur gefahrlosen Anwendung der Muskelrelaxantien — Substanzen, die seit der Entdeckung der Narkose deren Anwendungstechnik und -möglichkeit am nachhaltigsten beeinflußt haben. Dieser Prozeß hat schließlich dazu geführt, in der Hand des Kundigen das Risiko der Narkose weitgehend zu beseitigen, da die Praktiken der Narkose mit denen der Reanimation nahezu identisch sind.

Herrn SCHORERs Aufgabe war, die vorliegenden, noch durchaus lückenhaften und zum Teil widersprechenden Ergebnisse zu ergänzen, besonders im Hinblick auf deren quantitative Wertigkeit.

Insgesamt vermittelt die vorliegende experimentelle Arbeit, die ausnahmslos mit einer überzeugenden, technisch teilweise aufwendigen Versuchsanordnung angestellt wurde, wesentliche neue Erkenntnisse über die im Detail doch recht komplizierten Zusammenhänge von intrathorakalen Mitteldrucken beziehungsweise Druckabläufen und Kreislauf einschließlich der damit verbundenen Veränderungen des intrapulmonalen Gasaustausches, deren Konsequenzen zumindest teilweise auch klinisch bedeutsam sind.

Ich bin zuversichtlich, daß diese Schrift ihren Leserkreis findet, vor allem unter den Fachkollegen, für die die Beschäftigung mit respiratorischen Problemen zu den alltäglichen Aufgaben gehört.

JÜRGEN STOFFREGEN
a. o. Professor für Anaesthesiologie
an der Universität Göttingen

Vorwort

Die vorliegenden Untersuchungen wurden in den Jahren 1962 bis 1964 an der Medizinischen Forschungsanstalt der Max-Planck-Gesellschaft in Göttingen durchgeführt. Dem hochverehrten Leiter der physiologischen Abteilung, Herrn Professor Dr. med. W. Schoedel, und insbesondere Herrn Privatdozent Dr. med. J. Piiper möchte ich an dieser Stelle meinen aufrichtigen Dank aussprechen. Sie haben die Untersuchungen angeregt, und ihre großen Erfahrungen in der physiologischen Untersuchung von Atmung und Kreislauf haben die experimentellen Arbeiten entscheidend gefördert.

Meinem hochverehrten klinischen Lehrer, Herrn Professor Dr. med. J. Stoffregen, Leiter der Anaesthesie-Abteilung der Universität Göttingen, bin ich zu besonderem Dank verpflichtet. Sein Interesse und seine Erfahrungen in der Beurteilung von Atmungsstörungen sowie in der Anwendung der künstlichen Atmung mit ihren Auswirkungen auf den Kreislauf haben entscheidenden Anteil an der Entstehung dieser Schrift.

Göttingen, im Herbst 1964   Rudolf Schorer

Inhaltsverzeichnis

Einleitung

Das Ziel der Arbeit ist die Untersuchung der Auswirkungen der Atmung auf den Kreislauf. Im Vordergrund werden dabei die mechanischen Einflüsse stehen. Bei der Analyse der Einwirkung der Atemmechanik auf den Kreislauf ist es zweckmäßig zwischen a) dem Einfluß der veränderten *mittleren* intrathorakalen, intrapulmonalen u. a. Drucke (und Lungenvolumina) und b) dem Einfluß der *atemphasischen Änderungen* dieser Drucke (und Volumina), also den Atembewegungen, zu unterscheiden.

Im Teil I der Arbeit werden die Auswirkungen der Veränderungen des mittleren intrapulmonalen Druckes auf das Herzzeitvolumen und auf andere Kreislaufgrößen untersucht. Da dabei auch erhebliche Veränderungen der Gasaustauschfunktion der Lunge auftreten, wurden auch diese untersucht (Teil I A).

Im Teil II werden die Effekte der Atembewegungen auf den Kreislauf analysiert. Es werden sowohl die natürlichen, spontanen Atembewegungen als auch die künstlichen Atembewegungen bei Pumpen-Beatmung bezüglich ihrer Einflüsse auf den Kreislauf geprüft.

I. Einfluß der Veränderungen des mittleren intrapulmonalen Druckes auf den Kreislauf

1. Einleitung

Die Auswirkungen der Veränderungen des mittleren intrapulmonalen Druckes — sowohl in negativer als auch in positiver Richtung — auf den Kreislauf sind von HOLT [1] sowie, besonders gründlich, von LENFANT und HOWELL [2] an narkotisierten Hunden bei Spontanatmung untersucht worden. Da jedoch gerade bei künstlicher Beatmung mit einer Atempumpe besonders leicht Veränderungen des mittleren intrapulmonalen Druckes auftreten, erschien es uns wichtig, die Verhältnisse auch bei Beatmung im Tierexperiment genauer zu analysieren.

2. Meßprinzip

In narkotisierten, mit einer Atempumpe beatmeten Hunden wurde der mittlere intrapulmonale Druck in Stufen im Bereich von -60 bis $+20$ cm H_2O verändert. Die Frequenz und das Hubvolumen der Beatmung wurden dabei konstant gehalten. Bestimmt wurden die folgenden Kreislaufgrößen: Herzzeitvolumen, Herzfrequenz, Schlagvolumen, arterieller Mitteldruck, Gesamt-Kreislaufwiderstand, in einigen Versuchen auch Strömungswiderstände im Venensystem. Die gleichen Messungen wurden auch in akuter Oligämie (nach Blutentzug) durchgeführt.

3. Methodik

Die Untersuchungen wurden an 17 Hunden (23—45 kg, im Mittel 26 kg) durchgeführt. Nach einer Vorbehandlung mit 2 mg/kg Morphin subcutan wurden die Tiere mit 80 mg/kg Chloralose und 250 mg/kg Urethan intra-

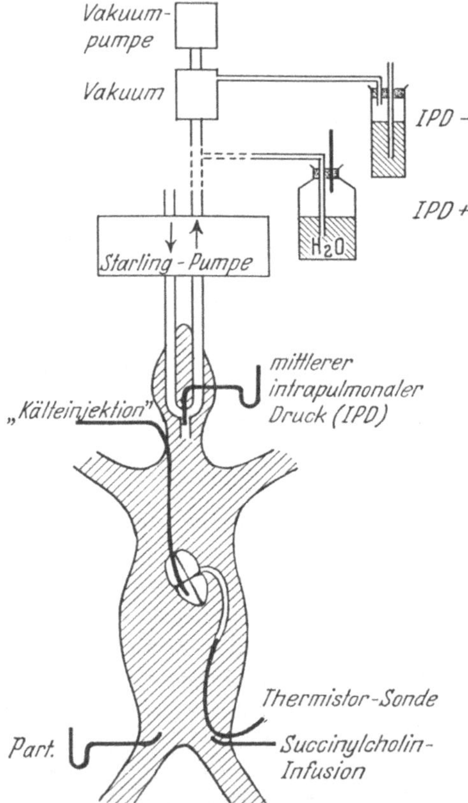

Abb. 1. Schema der Versuchsanordnung für Versuche mit verändertem intrapulmonalem Druck (IDP)

venös narkotisiert. Die Blutgerinnung wurde mit 5—10 mg/kg Heparin verhindert. Während des Versuches waren die Hunde in Rückenlage. Die Versuchsanordnung ist in der Abb. 1 schematisch dargestellt.

Beatmung. Die spontanen Atembewegungen wurden mit einer intravenösen Dauerinfusion von Succinylcholin (0,1 bis 0,2 mg/min) verhindert. Die Beatmung mit Zimmerluft erfolgte über eine Trachealkanüle mit einer Starling-Pumpe. Die Beatmungsfrequenz und das Hubvolumen wurden so eingestellt, daß die endexspiratorische CO_2-Konzentration etwa 5% betrug (fortlaufende Kontrolle mit dem Infrarot-CO_2-Meßgerät URAS). Im Mittel betrugen das Atemhubvolumen 360 ml (BTPS), die Beatmungsfrequenz 16/min. Nach ihrer Einstellung am Beginn des Versuches wurden das Hubvolumen und die Frequenz nicht mehr verändert.

Der Beatmungsdruck wurde in der Trachealkanüle über ein Statham-Manometer fortlaufend registriert. Der im Mittel über die Beatmungsphase herrschende Druck in der Trachealkanüle wurde mit einem gedämpften Wassermanometer gemessen. Da der mittlere Druck in der Trachea dem mittleren Druck in der Lunge weitgehend gleich sein muß, wurde dieser Druck als mittlerer intrapulmonaler Druck (IPD) bezeichnet.

Zur Erreichung negativer IPD-Werte wurde auf der Exspirationsseite der Atempumpe ein durch eine Saugpumpe erzeugtes Unterdruckreservoir vorgeschaltet. Positive Drucke wurden durch Widerstandserhöhung der Ausatemseite (Schraubklemme auf Gummischlauch) erzielt.

Mit Veränderungen des mittleren intrapulmonalen Druckes wurde auch die Volumen-Dehnbarkeit der Lunge und der Thoraxwand verändert. Um dabei ein konstantes Atemhubvolumen zu befördern, waren unterschiedliche Druckamplituden notwendig. Die Mittelwerte der Maxima, der Minima und der Amplitude des intratrachealen Druckes bei den verschiedenen mittleren intratrachealen Druckwerten sind in der Tab. 1 aufgeführt.

Herzzeitvolumen und andere Kreislaufgrößen. Das Herzzeitvolumen (HZV) wurde mit der Thermo-Injektionsmethode von FEGLER [3] bestimmt. Die Technik der Methode und ein Vergleich des mit dem Fickschen Prinzip bestimmten HZV ist an anderer Stelle ausführlich beschrieben [4].

Im Prinzip wurde in unseren Versuchen folgendermaßen vorgegangen: 5—10 ml zimmerwarme Ringerlösung wurden durch einen Herzkatheter in den rechten Ventrikel injiziert. Die dadurch bedingte Änderung der Bluttemperatur wurde mit einer in den Aortenbogen vorgeschobenen Thermistorsonde registriert. Die Temperatur-Verdünnungskurven wurden nach der Formel für Indicator-Verdünnungskurven nach STEWART-HAMILTON — von FEGLER auf die Thermo-Injektionsmethode angepaßt — berechnet. In einem Teil der Versuche wurde ein elektronisches Rechengerät von SLAMA und PIIPER [5] verwendet, das die Temperaturkurven selbständig auswertete und den Wert des HZV sofort in l/min anzeigte. Dadurch konnte das Verhalten des HZV noch während des Versuches erkannt werden. Dabei wurden in allen Versuchen zur Kontrolle der Direktanzeige einige Kurven zusätzlich rechnerisch ausgewertet.

Das Schlagvolumen wurde aus dem HZV und der Herzfrequenz (Registrierung des arteriellen Blutdruckes) berechnet. Der mittlere Druck der

Tabelle 1. *Maxima, Minima und Amplitude des intratrachealen Druckes bei Veränderungen des mittleren intratrachealen Druckes (= „mittlerer intrapulmonaler Druck") (IPD). Mittelwerte aus 17 Versuchen. Alle Druckwerte in cm H_2O*

Mittlerer Druck.	— 60	—40	—20	—10	0	+10	+20	+40
Maximum . . .	+ 4	+ 5	+ 3	— 1	+ 6	+16	+30	+58
Minimum . . .	—109	—82	—42	—16	— 4	+ 8	+16	+29
Amplitude . . .	113	87	45	15	10	8	14	29

A. femoralis wurde mit einem gedämpften Hg-Manometer gemessen. In 7 Versuchen wurde der mittlere Druck in der V. cava cranialis („zentraler Venendruck") und in der V. femoralis („peripherer Venendruck") mit Wassermanometern bestimmt (Bezugspunkt Thoraxmitte). Der Gesamtkreislaufwiderstand wurde als (Arteriendruck — zentraler Venendruck)/HZV berechnet. Der Quotient (peripherer Venendruck — zentraler Venendruck)/ HZV wurde als „Venenwiderstand" bezeichnet, wobei die Annahme gemacht wurde, daß die regionale Verteilung des HZV bei verändertem IPD annähernd gleich blieb.

Versuchsverlauf und Auswertung. Nach Einleitung der Narkose wurden alle Hunde tracheotomiert und mit einer Trachealkanüle versehen. Danach wurden folgende Gefäße für Katheter bzw. Kanülen präpariert: die rechte V. jugularis zur Einführung eines Herzkatheters in den rechten Ventrikel („Kälte-Injektion"), eine A. femoralis für einen Katheter mit einem Thermistor (Registrierung der Temperaturkurven, arterielle Blutentnahme), eine A. femoralis (arterieller Blutdruck), eine V. femoralis (Succinylcholin-Dauerinfusion).

Die Messungen erstreckten sich durchschnittlich auf einen Zeitraum von $1^1/_2$—6 Std nach Narkosebeginn. Die Meßperioden (mit einem bestimmten IPD) dauerten 10—20 min. Während dieser Zeit wurden das HZV und andere Kreislaufgrößen 3—6mal bestimmt. Nachdem kein Gang mehr erkennbar war, wurden die Werte gemittelt. Die Meßperioden mit positiven oder negativen IPD lagen immer zwischen Kontrollperioden mit IPD = 0. Bei der Auswertung wurden die Mittelwerte der vorangehenden und nachfolgenden Perioden mit IPD = 0 gemittelt und mit dem Mittelwert der dazwischenliegenden Perioden mit positiven oder negativen IPD verglichen.

4. Ergebnisse

An 17 Hunden wurden die Auswirkungen der Veränderungen des mittleren intrapulmonalen Druckes (IPD) von +20 bis —60 cm H_2O auf die wichtigsten Kreislaufgrößen untersucht. Die Mittelwerte aus allen Versuchen sind in der Tab. 2 A zusammengestellt. An 7 Hunden wurden die gleichen

Tabelle 2. *Das Verhalten einiger Kreislaufgrößen bei Veränderungen des mittleren intrapulmonalen Druckes (IPD). Absolutwerte bei IPD = 0, prozentuale Veränderungen bei anderen IPD.*
A. Normalzustand. Mittelwerte aus 17 Versuchen

Mittlerer intrapulmonaler Druck (cm H_2O)	0		− 60	− 40	− 20	− 10	0	+ 10	+ 20
Herzzeitvolumen	2,71 l/min	prozentuale Veränderungen	+ 31	+ 39	+ 30	+ 8	0	— 19	— 41
Herzschlagvolumen	22,2 ml		+ 44	+ 41	+ 25	+ 4	0	— 21	— 50
Herzfrequenz	122 /min		— 9	— 2	+ 4	+ 4	0	+ 3	+ 17
Gesamt-Kreislaufwiderstand . . .	49,5 $\frac{\text{Torr}}{\text{l/min}}$		—	—	— 6	+ 1	0	+ 15	+ 28
„Venenwiderstand"	—	Absolutwerte	—	—	+390	+280	0	— 15	+315
mittl. art. Druck	136 Torr		165	164	155	142	136	131	110
Druck in Vena cava cranialis . . .	1,8 Torr		—	—	— 9,9	— 4,4	1,8	6,4	8,4
Druck in Vena femoralis	3,8 Torr		—	—	2,8	3,7	3,8	7,8	13,3

Tabelle 2. *Das Verhalten einiger Kreislaufgrößen bei Veränderungen des mittleren intrapulmonalen Druckes (IPD). Absolutwerte bei IPD = 0, prozentuale Veränderungen bei anderen IPD.*
B. Akute Oligämie. Mittewerte aus 7 Versuchen

Mittlerer intrapulmonaler Druck (cm H_2O)	0		− 27,5	− 20	− 7,5	0	+ 7,5
Herzzeitvolumen	0,95 l/min	prozentuale Veränderungen	+ 22	+ 80	+37	0	—29
Herzschlagvolumen	5,0 ml		+ 28	+ 80	+38	0	—28
Herzfrequenz	188 /min		— 5	0	+ 1	0	+ 2
Gesamt-Kreislaufwiderstand	64,1 $\frac{\text{Torr}}{\text{l/min}}$		+ 23	— 8	— 1	0	0
„Venenwiderstand"	—	Absolutwerte	+480	+176	+92	0	—56
mittl. art. Blutdruck	60 Torr		74	89	77	60	46
Druck in Vena cava cranialis	—0,9 Torr		— 17,7	— 12,4	— 6,2	— 0,9	2,5
Druck in Vena femoralis	1,6 Torr		0,0	0,0	0,4	1,6	3,4

Größen gemessen, nachdem durch akuten Blutentzug der arterielle Blutdruck im Mittel von 136 auf 60 Torr und das Herzzeitvolumen (HZV) von 2,71 auf 0,95 gesenkt worden waren. Die Mittelwerte in diesem hypovolämischen Zustand sind in der Tab. 2 B aufgeführt.

Die in den einzelnen Versuchen gemessenen prozentualen Veränderungen des HZV in Abhängigkeit vom IPD sind in der Abb. 2 dargestellt. Die Werte des HZV bei IPD = 0 wurden gleich 100% gesetzt. Trotz der erheblichen Streuung der Einzelwerte ist deutlich erkennbar, daß das HZV

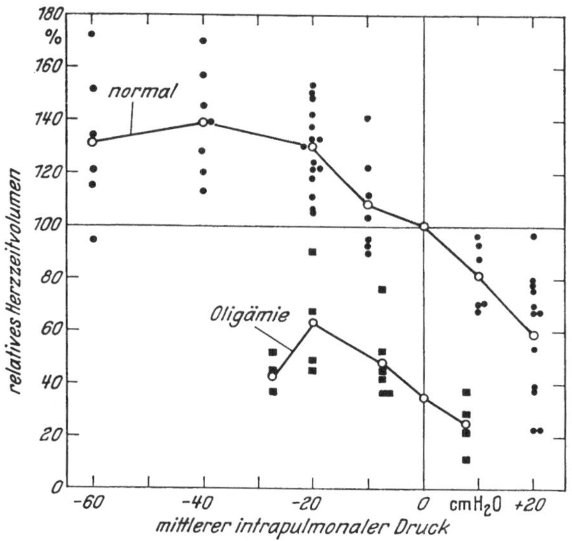

Abb. 2. Prozentuale Veränderungen des Herzzeitvolumens in Abhängigkeit vom mittleren intrapulmonalen Druck. Mittelwerte aus den einzelnen Versuchen bei normalem Blutvolumen (●) und in akuter Oligämie (■). Gesamtmittelwerte —o—

bei Erhöhung des IPD bis $+20$ cm H_2O stark abnahm. Bei Negativierung des IPD bis etwa -20 cm H_2O nahm das HZV zu, um bei weiterer Senkung des IPD bis -60 cm H_2O bei einer Förderung von 40% etwa konstant zu bleiben. Die Abnahme des HZV im positiven Druckbereich war stärker als die Zunahme des HZV im negativen Bereich. In akuter Oligämie waren die relativen Veränderungen des HZV bei veränderten IPD stärker ausgeprägt, wenngleich die absoluten Veränderungen nicht vergrößert waren. Außerdem war hier ein Maximum der Förderung des HZV bei -20 cm H_2O erreicht, bei noch stärker negativen Drucken nahm das HZV wieder ab.

Es ist aus der Tab. 2 ersichtlich, daß diese Veränderungen des HZV hauptsächlich durch entsprechende Veränderungen des Schlagvolumens bedingt waren. Die Herzfrequenz änderte sich im Durchschnitt nicht signifikant, außer der geringfügigen Zunahme beim Übergang von IPD 0 zum IPD +20 cm H_2O.

Die mittleren Blutdruckwerte in Abhängigkeit vom IPD sind in der Abb. 3 dargestellt. Der mittlere arterielle Blutdruck veränderte sich gleich-

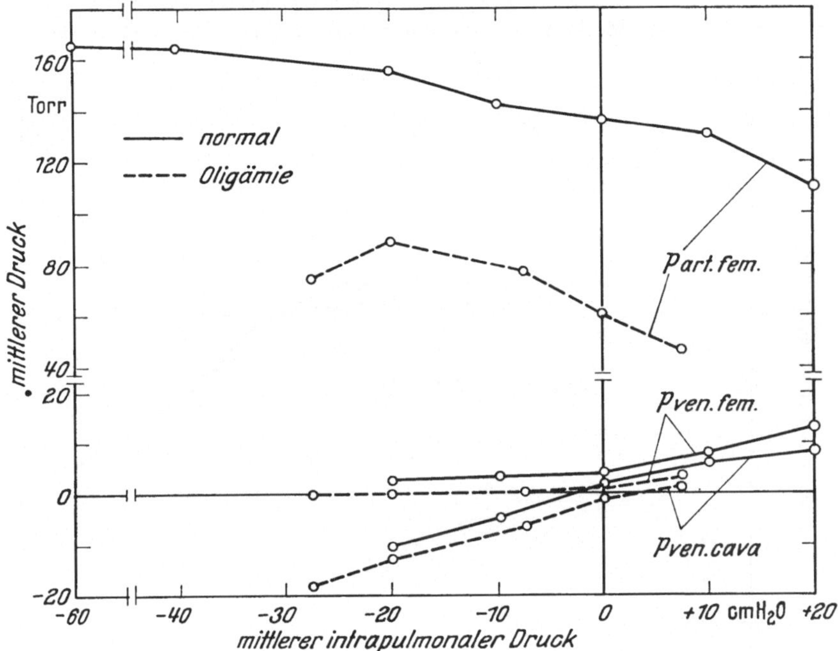

Abb. 3. Mittlere Blutdruckwerte in Abhängigkeit vom mittleren intrapulmonalen Druck bei normalem Blutvolumen und in akuter Oligämie

sinnig mit dem HZV. Der zentrale Venendruck (gemessen in der Vena cava cranialis) veränderte sich in der gleichen Richtung wie der IPD. Der periphere Venendruck (gemessen in der V. femoralis) nahm ebenfalls bei Erhöhung des IPD zu, blieb jedoch bei Erniedrigung des IPD konstant.

Aus dem Verhalten der Druckwerte und des HZV ergibt sich, daß der Gesamt-Kreislaufwiderstand (= mittlerer Arteriendruck — zentraler Venendruck/HZV) bei Erhöhung des IPD etwas zunahm, bei Erniedrigung des IPD bis —20 cm H_2O praktisch unverändert blieb (Tab. 2). Der „Venenwiderstand" (siehe Methodik) zeigte eine sehr starke Zunahme sowohl bei Erhöhung als auch bei Erniedrigung des IPD (Tab. 2).

5. Besprechung

Wir untersuchten den Effekt des veränderten mittleren intrapulmonalen Druckes auf den Kreislauf nur bei Beatmung, da die Verhältnisse bei spontan atmenden Hunden von HOLT [1] und von LENFANT und HOWELL [2] schon eingehend analysiert worden sind. In der Versuchsanordnung von HOLT atmeten die Hunde reinen Sauerstoff aus einem Spirometer, in dem der Druck von $+16$ bis -16 cm H_2O verändert wurde. Das HZV wurde mit der Fickschen Methode und mit der Farbstoff-Injektions-Methode be-

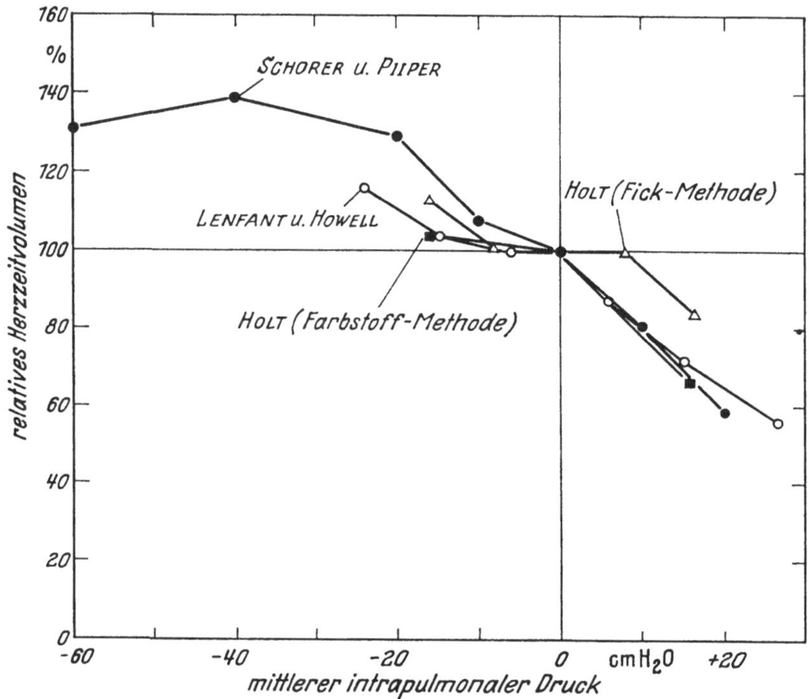

Abb. 4. Prozentuale Veränderungen des Herzzeitvolumens in Abhängigkeit vom mittleren intrapulmonalen Druck bei spontan atmenden Hunden nach HOLT [1] sowie nach LENFANT und HOWELL [2] und bei künstlicher Beatmung nach eigenen Untersuchungen

stimmt. Die Hunde in den Versuchen von LENFANT und HOWELL waren über einen Trachealkatheter an einen großen Gasbehälter angeschlossen, in dem der Druck von $+26$ bis -25 cm H_2O verändert wurde. Der O_2-Partialdruck im Gasbehälter betrug 300—400 mm Hg. Das HZV wurde nach der Fickschen Methode bestimmt. Die prozentualen Veränderungen des HZV in Abhängigkeit vom mittleren intrapulmonalen Druck (= IPD) nach HOLT und nach LENFANT und HOWELL sind in der Abb. 4 zusammen mit unseren Ergebnissen dargestellt. Die Resultate bei spontan atmenden und künstlich beatmeten Hunden stimmen miteinander recht gut überein. Besonders gut ist die Übereinstimmung bei der Abnahme des HZV im positiven Druckbereich (im Mittel bei spontaner und künstlicher Atmung bei +20 cm H_2O etwa um 40%), während die Zunahme des HZV im negativen Druckbereich bei spontan atmenden Hunden weniger stark ausgeprägt ist (bei −15 cm H_2O etwa um 10%, gegenüber etwa um 20% in unseren Versuchen). Auch in den Versuchen von HOLT sowie von LENFANT und HOWELL waren die Veränderungen des HZV hauptsächlich durch Veränderungen des Schlagvolumens bedingt, während die Herzfrequenz sich weniger veränderte.

Eine Reihe von Autoren konnte in den Versuchen an Hunden zeigen, daß eine intermittierende Überdruckbeatmung (IPPB) (IPD positiv) gegenüber einer alternierenden positiv-negativen Druckbeatmung (PNPB) (IPD leicht positiv) oder einer Wechseldruck-Beatmung (WDB) (IPD 0) nachteilige Effekte auf den Kreislauf hat.

In den Versuchen von MALONEY [6, 7] änderte sich bei normalem Kreislaufzustand der Hunde das HZV und der arterielle Blutdruck bei positiver Druckbeatmung nicht signifikant (bei +5 cm H_2O höchstens eine 15% HZV-Abnahme). Dagegen hatte die gleiche positive Druckbeatmung bei Kreislaufinsuffizienz (die durch Spinalanaesthesie, Barbiturvergiftung oder Aderlaß erzeugt worden war) eine Verminderung des HZV um 39% und einen Abfall des arteriellen Blutdruckes um etwa 25% gegenüber positiv-negativer Druckbeatmung zur Folge. Unsere Befunde in akuter Oligämie nach Aderlaß zeigen das gleiche Verhalten. Während im Normalzustand ein positiver IPD von +20 cm H_2O vertragen wurde, führte in Oligämie schon ein IPD von 7,5 cm H_2O zu einer Senkung des HZV um 22% und bei noch stärker positivem IPD trat ein Kreislaufversagen auf, das — wenn der positive IPD nicht beseitigt wurde — zum Tode führte.

HÖRNICKE und STOFFREGEN [8] fanden bei narkotisierten Hunden bei Wechseldruck-Beatmung gegenüber einer intermittierenden Überdruckbeatmung eine vermehrte Durchblutung eines Lungenlappens, die bei curarisierten Hunden noch deutlicher ausgeprägt war. Die Autoren schlossen daraus auf ein gesteigertes HZV bei Wechseldruck-Beatmung.

Auch beim Menschen wurde der nachteilige hämodynamische Effekt einer Beatmung mit erhöhtem Mitteldruck untersucht.

Mit der ballistokardiographischen Methode konnten OTIS und Mitarb. [9] bei Drucken von +30 cm H_2O eine 14% HZV-Abnahme feststellen.

COURNAND und Mitarb. [10] untersuchten den Einfluß der „Beatmungsform" auf den Kreislauf. Aus den Ergebnissen ist ersichtlich, daß neben der Atemform auch die Höhe des mittleren intrapulmonalen Druckes von Bedeutung war: je höher der Druck, um so kleiner war das HZV. Allerdings änderte sich in diesen mit assistierter automatischer Spontanbeatmung im Wachzustand durchgeführten Untersuchungen die Atemfrequenz, das Atemzeitvolumen und vermutlich auch die Partialdrucke von CO_2 und O_2 bei den verschiedenen Atmungsformen im Vergleich zur normalen Spontanatmung. So wurden in diesen Versuchen gleichzeitig mehrere, das HZV möglicherweise beeinflussende Variablen verändert, wodurch die Analyse sehr erschwert wird.

In Untersuchungen von KILBURN und SIEKER [11] atmeten kreislaufgesunde Versuchspersonen im Wachzustand aus einem Behälter mit veränderten Drucken. Bei fortlaufender negativer Druckatmung (mit inspiratorischen Druckspitzen von -12 bis -14 cm H_2O) nahm das HZV um $43^0/_0$ bzw. um $31^0/_0$ gegenüber normaler Spontanatmung zu. Eine fortlaufende positive Druckatmung ohne wesentliche Änderungen des Atemzeitvolumens mit einer Druckamplitude zwischen $+24$ bis $+28$ cm H_2O und $+16$ bis $+22$ cm H_2O verminderte das HZV um $32^0/_0$. Eine gleichzeitige Hyperventilation während dieser positiven Druckatmung hob den HZV-vermindernden Effekt durch positive Drucke auf. Gleichsinnig mit dem HZV änderte sich in diesen Versuchen das zentrale Blutvolumen und der arterielle Blutdruck.

Auch beim Menschen sind die Effekte vom positiven IPD vom allgemeinen Kreislaufzustand abhängig. Dies ergibt sich z. B. aus den Untersuchungen von MALONEY und Mitarb. [12]. Sie fanden, daß das mit der Farbstoff-Methode bestimmte HZV bei kreislaufgesunden, anaesthesierten Patienten durch positive Druckbeatmung um $12,4^0/_0$ gegenüber einer positiv-negativen Druckbeatmung abnahm. Dagegen führte eine positive Druckbeatmung bei kreislaufinsuffizienten Patienten zu einer Verminderung des HZV um $41,9^0/_0$ gegenüber einer positiv-negativen Druckbeatmung.

Die Veränderungen des HZV, die bei Veränderungen des intrapulmonalen Druckes auftreten, können nicht ohne weiteres ausschließlich auf mechanische Wirkungen zurückgeführt werden, weil — wie aus den gleichzeitigen Untersuchungen des Gasaustausches in unseren Versuchen hervorgeht — der CO_2-Druck und O_2-Druck im arteriellen Blut sich mit dem IPD veränderten, obwohl die Atemfrequenz und das Atemhubvolumen konstant gehalten wurden. Die Ursachen dieser Veränderungen werden im Abschnitt I A analysiert werden. Hier soll nur ihre Auswirkung auf den Kreislauf untersucht werden.

Der arterielle CO_2-Druck stieg in unseren Versuchen sowohl bei positiven als auch bei negativen Drucken in der Lunge an, und zwar im Mittel bei $+20$ etwa um 4 Torr, bei -20 um 6 Torr, bei -40 und -60 cm H_2O um 10 Torr während 10 min nach Einstellung der Druckperioden (das HZV wurde ebenfalls durchschnittlich 10 min nach Periodenbeginn bestimmt). In den Versuchen zur Untersuchung des Effektes der Atembewegungen auf den Kreislauf (Abschnitt II) wurde unter ähnlichen experimentellen Bedingungen (gleiche Narkose) der Effekt eines durch Rück-Beatmung erzeugten CO_2-Druckanstieges auf das HZV gemessen. Während 10 min Rück-Beatmung stieg der arterielle CO_2-Druck um 48 Torr, das HZV um $33^0/_0$, woraus sich eine Zunahme des HZV um 0,7%/Torr CO_2-Druck errechnet. Danach hätte man bei IPD -40 bis -60 cm H_2O einen Anstieg des HZV um 7% durch den CO_2-Effekt erwartet. Die tatsächliche HZV-Zunahme war jedoch mit etwa 35% erheblich größer. Im positiven Druckbereich hätte dementsprechend die Abnahme des HZV ohne den gleichzeitigen CO_2-Druckanstieg noch etwas stärker ausfallen müssen.

In den Versuchen zur Bestimmung der venösen Beimischung (Abschnitt I A), wobei mit reinem Sauerstoff beatmet wurde, fiel der arterielle O_2-Druck im Mittel von 576 Torr auf 54 Torr bei IDP -20 cm H_2O und niedriger. In den übrigen Versuchen, in denen mit Luft beatmet wurde, wurde der arterielle O_2-Druck nicht gemessen. Wenn angenommen wird,

Tabelle 3. *Das Verhalten einiger Kreislaufgrößen bei Veränderungen des arteriellen O_2-Druckes. Mittelwerte aus drei Versuchen. Absolutwerte bei Luftatmung, prozentuale Veränderungen in Hyperoxie und Hypoxie*

Beatmungs-Gasgemisch Arterieller O_2-Druck	Luft 90 Torr	100% O_2 556 Torr	Luft 90 Torr	14% O_2 in N_2 52 Torr
Herzzeitvolumen	2,48 l/min	$-$ 9%	0	$+$ 13%
Herzschlagvolumen	19,6 ml	0%	0	$+$ 1%
Herzfrequenz	144/min	$-$ 9%	0	$+$ 11%
mittl. art. Blutdruck	140 Torr	$+$ 2%	0	$+$ 4%
Gesamt-Kreislaufwiderstand . . .	56,6 $\frac{\text{Torr}}{\text{l/min}}$	$+$ 12%	0	$-$ 8%

daß die venöse Beimischung bei Luftatmung ebenso hohe Werte wie bei O_2-Atmung erreichte, läßt sich schätzen, daß hierbei der arterielle O_2-Druck etwa von 90 auf 50 Torr fiel. Bei positivem IPD dagegen war mit bedeutenden Veränderungen des arteriellen O_2-Druckes nicht zu rechnen.

Um den Effekt der Erniedrigung des arteriellen O_2-Druckes auf das HZV abzuschätzen, wurde an 3 Hunden unter ähnlichen Versuchsbedingungen das Verhalten des HZV bei Beatmung mit 100% O_2, mit Luft und mit 14% O_2 in N_2 untersucht. Die Mittelwerte der Ergebnisse sind in der Tab. 3 zusammengestellt. Aus den Werten ist zu entnehmen, daß das HZV beim Übergang von Luftbeatmung in Hypoxie mit einem arteriellen p_{O_2} von 52 Torr um 13% zunahm, beim Übergang von Beatmung mit 100% O_2 in Hyopxie sogar um 22%. Da die Mehrzahl der Versuche mit Luftbeatmung durchgeführt wurden, kann der Effekt der Senkung des arteriellen O_2-Druckes auf durchschnittlich 14% geschätzt werden. Danach könnte etwa ein Drittel der HZV-Zunahme bei IDP -20 cm H_2O und darunter auf den gleichzeitigen Abfall des arteriellen O_2-Druckes zurückgeführt werden.

Eigentümlicherweise waren die Veränderungen des HZV bei alleiniger Änderung des O_2-Druckes ausschließlich frequenzbedingt, und das Schlagvolumen änderte sich im Mittel nicht, während in den Versuchen bei verändertem IPD die Herzfrequenz im negativen IPD-Bereich praktisch konstant blieb und die Zunahme des HZV durch eine Vergrößerung des Schlagvolumens bedingt war. Wenn also das Verhalten des Schlagvolumens in den Mittelpunkt gestellt würde, könnte den Veränderungen des arteriellen O_2-Druckes keine Wirkung zugeschrieben werden.

Es ist zu bemerken, daß in den Arbeiten von HOLT [1] und von LENFANT und HOWELL [2] über Versuche an spontan atmenden Hunden auf das Verhalten von Atemzugvolumen, Atemfrequenz, CO_2- oder O_2-Druck im arteriellen Blut bei Veränderungen des mittleren intrapulmonalen Druckes nicht eingegangen wird. Es ist möglich, daß p_{CO_2} und p_{O_2} sich änderten und dadurch den Kreislauf entweder direkt oder indirekt über Veränderung der Atembewegungen (Abschnitt II) beeinflußten.

Nach diesem Versuch der Abschätzung der Effekte von p_{CO_2} und p_{O_2} müßte in unseren Versuchen mindestens die Hälfte der HZV-Veränderungen bei negativen IPD sowie der ganze Effekt bei positiven IPD auf andere Ursachen zurückgeführt werden.

Die relative Konstanz des Gesamt-Kreislaufwiderstandes und der Herzfrequenz (Tab. 2) sprechen dafür, daß (etwa durch Lungendehnung ausgelöste) Kreislaufreflexe in unseren Versuchen wahrscheinlich eine relativ geringe Rolle spielten. Eine reflektorische Beeinflussung des Venentonus, die von großer Bedeutung sein könnte, kann jedoch nicht ausgeschlossen werden. Dazu wären Versuche bei totaler Reflexausschaltung nötig, etwa in Spinalanaesthesie. Einen Hinweis dafür, daß das sympathische System bei positiver Druckatmung kreislaufkompensierend wirksam ist, geben die Versuche von BRAUNWALD und Mitarb. [13]. In ihren Versuchen an narkotisierten Hunden führte eine positive Druckbeatmung mit einem Mitteldruck von 25 cm H_2O zu einer Abnahme der HVZ um 72%. Das zentrale Blutvolumen war dabei um 35% und der Blutdruck um 56% vermindert. Mit einem sympathicomimetischen Mittel (Metaraminol = Aramine) konnten diese durch positive Druckbeatmung bedingten kreislaufdepressorischen Effekte wesentlich verkleinert werden. Sicherlich ist die Wirksamkeit der Kreislaufreflexe im Wachzustand viel größer als in Narkose.

Der größte Teil der Kreislaufveränderungen bei Veränderung des mittleren intrapulmonalen Druckes muß in unseren Versuchen, wie auch bei den Versuchen anderer Autoren, auf direkte mechanische Einflüsse der Atmungsdrucke auf den Kreislauf zurückgeführt werden. Dabei ist hauptsächlich mit 2 Wirkungsmöglichkeiten zu rechnen:

1. Veränderte intrapulmonale bzw. intrathorakale Drucke führen zu einer veränderten Blutfüllung nicht nur in allen intrathorakalen Gefäßen, sondern auch im Herzen (Abb. 5). Bei negativem IPD sollte das enddiastolische Volumen aller Herzhöhlen vergrößert und deshalb — auf Grund des Frank-Starlingschen Prinzips — das Schlagvolumen vergrößert sein.

Umgekehrt müßte bei positivem IPD das Schlagvolumen vermindert sein. Dieser Mechanismus soll hier kurz als der „Starling-Faktor" bezeichnet werden.

2. Veränderung des Druckes in der Lunge bzw. im Thoraxraum bei gleichbleibendem Außendruck führen zu Veränderungen der Druckverhältnisse im Gefäßsystem. Besonders wichtig sind solche im Venensystem, da hier eine geringe Erniedrigung des Innendruckes oder eine geringe Erhöhung des Umgebungsdruckes der Vene oder, allgemeiner, eine geringfügige Ab-

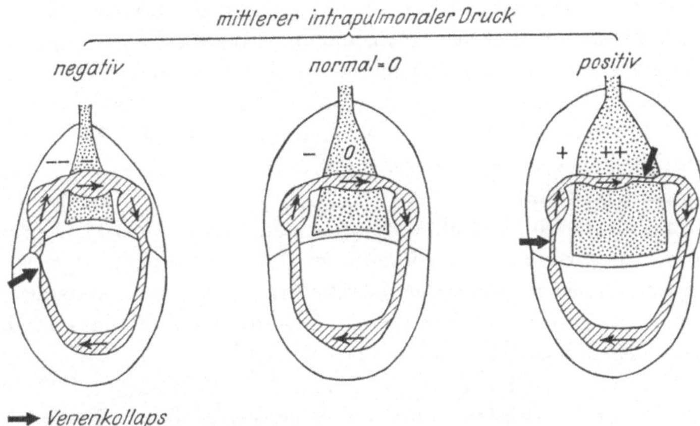

Abb. 5. Schematische Darstellung der Blutverteilung und der Venenkollapsstrecken bei veränderten mittleren intrapulmonalen Drucken

nahme des schon normalerweise kleinen transmuralen Druckes (= Innendruck — Umgebungsdruck) einen Kollaps der Vene herbeiführen kann. Dieser Mechanismus sei hier kurz als „Kollaps-Faktor" bezeichnet. Bei Veränderungen des intrapulmonalen Druckes muß mit dem Auftreten von Venenkollaps besonders an den drei folgenden Stellen gerechnet werden (Abb. 5):

a) In den großen Körpervenen vor ihrem Eintritt in den Thoraxraum. Diese Strecken können bei negativem IPD kollabieren und so den Rückstrom in das rechte Herz begrenzen.

b) In den intrathorakalen Abschnitten der großen Körpervenen. Hier kann es bei positivem IPD zum Kollaps und so zur Begrenzung des venösen Rückstromes in das rechte Herz kommen.

c) In den Pulmonalcapillaren und in den intrapulmonal gelegenen Pulmonalvenen. In diesen Gefäßen wird Kollaps bei stark positivem IPD erwartet.

Mit dem „Starling-Faktor" kann die Zunahme des Schlagvolumens bei negativem IPD und die Abnahme des Schlagvolumens bei positivem IPD erklärt werden. Die Verminderung des Schlagvolumens und des Herzzeitvolumens bei stark negativem IPD könnte auf eine Überdehnung des Herzens mit resultierenden ungünstigeren Bedingungen für die Kontraktion zurückgeführt werden. Es erscheint jedoch wahrscheinlicher, daß dieser Abfall des Schlagvolumens auf Venenkollaps beruht, insbesondere weil in Oligämie, wo die transmuralen Drucke im Herzen ja verkleinert sein müssen, diese Erniedrigung des HZV schon bei relativ kleiner Negativität des IPD auftritt (Abb. 2).

Zum direkten experimentellen Beweis müßten die transmuralen Drucke für die Herzkammern bei negativem und positivem IPD bestimmt werden. Etwas weniger geeignet zur Beurteilung sind die transmuralen Drucke der intrathorakalen Vena cava caudalis und der Pulmonalvenen, die von LENFANT und HOWELL [2] bestimmt worden sind (Abb. 6). Aus der Abb. 6 ist ersichtlich, daß bei Negativierung des IPD von 0 bis -24 cm H_2O der transmurale Druck für Vena cava ($p_{\text{ven cava}} - p_{\text{ith}}$) von 6 auf 17, und der transmurale Druck für die Pulmonalvenen von 12 bis 24 cm H_2O progressiv zunahmen. Im positiven IPD-Bereich ist dagegen keine stetige Veränderungstendenz dieser transmuralen Drucke erkennbar, was vielleicht darauf beruht, daß bei positivem IPD die Druckwerte durch Kollaps in den betreffenden Venenabschnitten modifiziert werden.

Die Abnahme des HZV bei positivem IPD läßt sich auf Grund des „Kollaps-Faktors" erklären, und zwar entweder durch Kollaps intrathorakaler großer Körpervenen (was zur Behinderung des venösen Rückstromes zum rechten Vorhof führt) oder durch Kollaps von intrapulmonalen Capillaren oder Venen (wodurch es zur Behinderung des Rückstromes zum linken Vorhof kommt).

Bei allen methodischen Vorbehalten spricht in unseren Versuchen die starke Zunahme des „Venenwiderstandes" [= (Druck in Vena femoralis — Druck in Vena cava)/HZV] bei IPD $+20$ cm H_2O für Venenkollaps in Körpervenen. Allerdings wurde keine Zunahme des Venenwiderstandes beim Übergang von IPD 0 auf IPD $+10$ cm H_2O beobachtet, obwohl das HZV dabei deutlich abnahm (Abb. 7).

Auch der Befund von LENFANT und HOWELL [2], daß der transmurale Druck im intrathorakalen Abschnitt der Vena cava caudalis bei positivem IPD nicht abnimmt (Abb. 6), obwohl der transmurale Druck des rechten Vorhofs dabei wahrscheinlich erniedrigt ist, ließe sich mit einem durch Kollaps erhöhten Widerstand in der Vena cava erklären.

Daß die Rückstrombedingungen zum linken Vorhof bei positivem IPD verschlechtert sein müssen, zeigt die starke Verminderung des transmuralen Druckes für die intrapulmonalen Lungenvenen, $p_{\text{ven pulm}} - p_{\text{ip}}$ (Abb. 6). Dieser Druck vermindert sich von $+6$ bei IPD 0 bis auf -7 cm H_2O bei

IDP $+26$ cm H_2O. In den extrapulmonalen Abschnitten der Lungenvenen gibt es dagegen keinen Anhalt für einen Kollaps, weil ihr transmuraler Druck ($p_{\text{ven pulm}} - p_{\text{ith}}$) bei Positivierung des IPD nur unwesentlich abnimmt (Abb. 6).

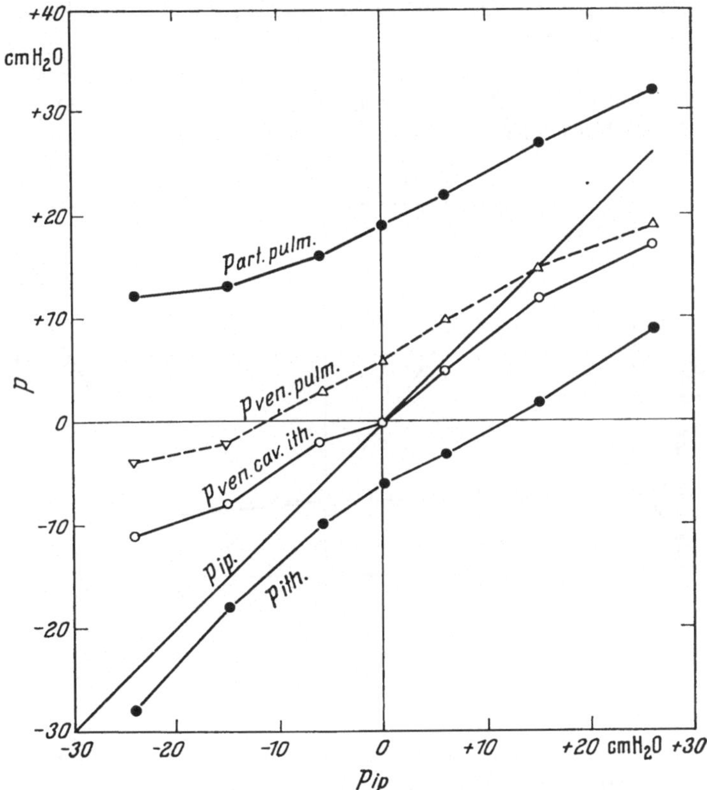

Abb. 6. Verhalten intrathorakaler Gefäßdrucke und des intrathorakalen (intrapleuralen) Druckes (p_{ith}) bei Veränderungen des mittleren intrapulmonalen Druckes (p_{ip}) nach LENFANT und HOWELL [2]. $p_{\text{art. pulm.}}$ = Druck in Arteria pulmonalis, $p_{\text{ven. pulm.}}$ = Druck in Vena pulmonalis, $p_{\text{ven. cav. ith.}}$ = Druck in Vena cava intrathoracalis

Es handelt sich also bei positivem IPD wahrscheinlich um Rückstrombehinderungen, entweder in das rechte oder das linke Herz oder in beide Herzhälften. Dagegen dürfte die Zunahme des gesamten Strömungswiderstandes im kleinen oder im großen Kreislauf bei der Verminderung des HZV bzw. des Schlagvolumens kaum eine Rolle spielen. Denn nach den Daten von LENFANT und HOWELL [2] bleibt eine arterio-venöse Druckdifferenz im Lungenkreislauf, $p_{\text{art pulm}} - p_{\text{ven pulm}}$, auch bei stark positivem IDP gegenüber IDP 0 praktisch unverändert, während der durch das rechte Herz erzeugte Druck, $p_{\text{art pulm}} - p_{\text{ven cav ith}}$, sogar abnimmt (Abb. 6). Da dabei das HZV und das Schlagvolumen abnehmen, muß dieArbeitsbelastung des rechten Ventrikels, die um so größer ist, je größer das HZV bzw. das Schlagvolumen und die Druckdifferenz ist, eher abnehmen. Ähnliches gilt auch für das linke Herz.

Wie schon erwähnt wurde, läßt sich die Verminderung des HZV bei stark negativem IPD, die im Normalzustand bei unseren Hunden bei IPD -60 cm H_2O, in Oligämie aber schon bei -20 cm H_2O auftrat, am

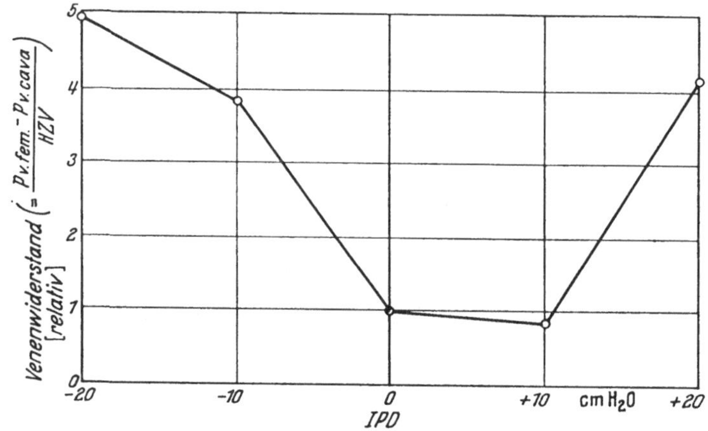

Abb. 7. Verhalten des „Venenwiderstandes" bei veränderten mittleren intrapulmonalen Drucken (IPD)

besten durch einen Kollaps großer Venen im extrathorakalen Bereich erklären. Für den Venenkollaps spricht die starke Zunahme des „Venenwiderstands" im negativen IPD-Bereich (Abb. 7). Diese ist schon bei -10 cm H_2O deutlich, während die Abnahme des HZV erst bei -60 cm H_2O auftritt. Demnach scheinen die fördernde Wirkung des „Starling-Faktors" und die hemmende Wirkung des „Kollaps-Faktors" gegeneinander zu wirken, so daß bei mäßig negativem IPD der „Starling-Faktor", bei exzessiv negativem IPD der „Kollaps-Faktor" in der Wirksamkeit überwiegt.

In den Versuchen von HOLT [1] trat bei negativem IPD eine ähnliche Zunahme des Druckgradienten im Venensystem auf, die auf Kollaps zurückgeführt wird.

Nach dieser Analyse scheinen also beide Faktoren, der „Starling-Faktor" und der „Venenkollaps-Faktor", bei den Veränderungen des HZV und des Schlagvolumens bei verändertem IPD mitzuwirken. Welcher von den beiden

Faktoren bei bestimmten IPD eine wichtigere Rolle spielt, läßt sich nur schwer entscheiden, und kann je nach dem Kreislaufzustand des Versuchstieres oder des Menschen verschieden sein.

I A. Einfluß der Veränderungen des mittleren intrapulmonalen Druckes auf den Gasaustausch in der Lunge

1. Einleitung

Wie im vorangehenden Teil der Arbeit gezeigt wurde, kann das Herzzeitvolumen durch Negativierung des mittleren intrapulmonalen Druckes beträchtlich vergrößert werden. Auch die Verminderung des Herzzeitvolumens durch positive intrapulmonale Drucke könnte bei bestimmten Situationen (z. B. Lungenödem, Kopftief-Lagerung bei Operationen an Patienten mit bestimmten Herzfehlern) ein wünschenswerter, nützlicher Effekt sein. Mit der alleinigen Betrachtung des Kreislaufes ist aber nur eine Teilfunktion beim Transport der Atemgase, bei dem ja der Kreislauf und die Lungenfunktion zusammenwirken müssen, erfaßt. Zur Beurteilung der Gesamtfunktion war es also nötig, auch die Gasaustauschfunktion der Lunge zu untersuchen. Insbesondere wurden die Kenngrößen venöse Beimischung und Totraum-Belüftung bei Veränderungen des mittleren intrapulmonalen Druckes bestimmt.

2. Meßprinzip

Venöse Beimischung. Das Verhalten des arteriellen O_2-Druckes und der berechneten venösen Beimischung wurde bei volumenkonstanter Beatmung mit 100% O_2 untersucht, während der mittlere intrapulmonale Druck in Stufen von 0 bis -60 cm H_2O verändert wurde. Der prozentuale Anteil der venösen Beimischung (V_{va}) an der gesamten Durchblutung (V_{tot}) ($=$ HZV) wurde nach der üblichen Formel ermittelt:

$$\frac{\dot{V}_{va}}{\dot{V}_{tot}} = \left(\frac{C_{c'} - C_a}{C_{c'} - C_{\bar{v}}}\right) O_2,$$

wobei $C_{c'}$ der O_2-Gehalt des pulmonalen end-capillären Blutes, C_a und $C_{\bar{v}}$ die O_2-Gehalte des arteriellen und venösen Mischblutes sind.

Atemtoträume. Die Totraum-Belüftungen wurden über die Bestimmung des CO_2-Druckes in der Exspirationsluft (p_E), in der end-exspiratorischen Alveolarluft (p_A) und im arteriellen Blut (p_a) berechnet. Das Atemhubvolumen und die Atemfrequenz wurden konstant gehalten, während der mittlere intrapulmonale Druck von -60 bis $+20$ cm H_2O variiert wurde.

Die Totraum-Belüftungen wurden als prozentuale Anteile der Gesamt-belüftung (= Atemzeitvolumen) ausgedrückt.

a) Die Serien-Totraum-Belüftung (= anatomischer Totraum) wurde nach der Bohrschen Formel errechnet:

$$\frac{\dot{V}_{Ds}}{\dot{V}_T} = \left(\frac{p_A - p_E}{p_A - p_I}\right) CO_2 .$$

b) Bei der Berechnung der gesamten oder effektiven (physiologischen) Totraum-Belüftung wurde der arterielle CO_2-Druck statt des alveolären CO_2-Druckes in die Bohrsche Formel eingesetzt:

$$\frac{\dot{V}_{Deff}}{\dot{V}_T} = \left(\frac{p_a - p_E}{p_a - p_I}\right) CO_2 .$$

c) Die Differenz zwischen der effektiven Totraum-Belüftung und der Serien-Totraum-Belüftung wird als parallele (alveoläre) Totraum-Belüftung bezeichnet:

$$\frac{\dot{V}_{Dp}}{\dot{V}_T} = \frac{\dot{V}_{Deff}}{\dot{V}_T} - \frac{\dot{V}_{Ds}}{\dot{V}_T} .$$

Die Korrektur, die den Effekt der Reinspiration von CO_2 aus dem Serien-Totraum in den Parallel-Totraum berücksichtigt (BITTER und RAHN [14], SCHORER und PIIPER [15]), wurde vernachlässigt.

3. Spezielle Methodik

Die Versuchsanordnung war, mit wenigen Änderungen, die hier be-schrieben werden, die gleiche wie in Abschnitt I.

In den Versuchen zur Bestimmung der *venösen Beimischung* wurden die Hunde vor der ersten Messung mindestens 1,5 Std mit 100% O_2 beatmet. Danach durfte der Stickstoffpartialdruck in der Alveolarluft vernachlässigt werden. Bei der Berechnung wurde angenommen, daß das end-capilläre Blut mit der idealen Alveolarluft im Gleichgewicht stand. Der ideal-alveoläre O_2-Druck (p_{O_2Ai}) ergab sich aus dem Absolutwert des IPD ($p_B + p_{ip}$ = Barometerdruck + mittlerer intrapulmonaler Druck) nach Abzug des Wasserdampf-druckes und des arteriellen CO_2-Druckes: $p_{O_2Ai} = p_B + p_{ip} - p_{H_2O} - p_{aCO_2}$. Bei arteriellen O_2-Drucken über 180 Torr wurde die Differenz $C_{O_2c'} - C_{O_2a}$ als $aO_2 \cdot (p_{Ai} - p_a)_{O_2}$ berechnet, wobei aO_2 die Löslichkeit des O_2 im Blut ist. Die prozentuale venöse Beimischung ergab sich als:

$$\frac{\dot{V}_{va}}{\dot{V}_{tot}} = \left(\frac{a \cdot (p_{Ai} - p_a)}{a \cdot (p_{Ai} - p_a) + (C_a - C_{\bar{v}})}\right)_{O_2} .$$

War die venöse Beimischung so groß, daß der arterielle O_2-Druck nied-riger als 180 Torr war, wurde $C_{O_2c'}$ aus der O_2-Kapazität und der O_2-

Bindungskurve für Hundeblut [16] nach dem üblichen Verfahren ermittelt. Die prozentuale venöse Beimischung wurde berechnet als

$$\frac{\dot{V}_{va}}{\dot{V}_{tot}} = \left(\frac{C_{c'} - C_a}{C_{c'} - C_{\bar{v}}}\right)_{O_2}.$$

Der O_2-Gehalt im arteriellen Blut und im venösen Mischblut (aus dem rechten Ventrikel) wurde mit dem manometrischen Van-Slyke-Apparat der O_2- und CO_2-Druck im arteriellen Blut mit der O_2-Platinelektrode [17] und mit der CO_2-Elektrode [18] bestimmt.

In den Versuchen zur Messung der *Atemtoträume* wurde die end-exspiratorische Alveolarluft während des letzten Drittels der Ausatemphase aus der Trachealkanüle in eine Glasspritze abgesaugt. Der CO_2-Gehalt der Exspirationsluft und der Alveolarluft wurde mit dem Scholander-Apparat analysiert und in Partialdrucke umgerechnet. Der CO_2-Druck im arteriellen Blut wurde mit der CO_2-Elektrode ermittelt.

4. Ergebnisse

a) Venöse Beimischung

An 6 Hunden, die mit reinem O_2 beatmet wurden, wurde das Verhalten des arteriellen O_2-Druckes und der berechneten venösen Beimischung während der Beatmung mit negativem IPD untersucht.

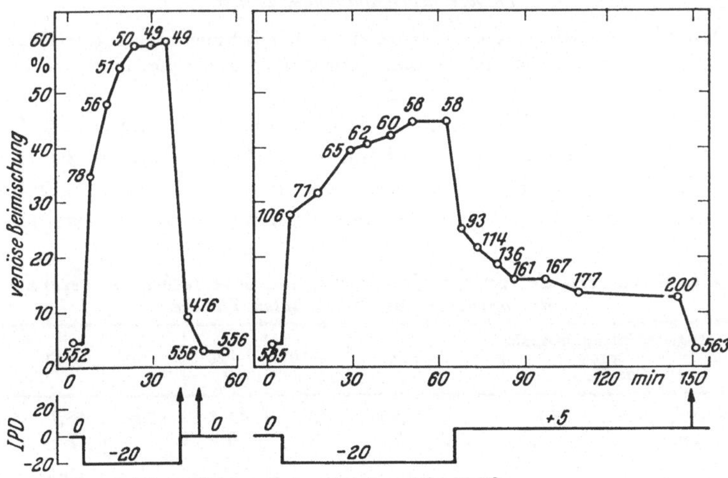

Abb. 8. Zeitlicher Verlauf der Veränderungen des arteriellen O_2-Druckes (Zahlen an den Kurven, in Torr) und der Entwicklung einer venösen Beimischung (Ordinate) bei zwei Hunden während Beatmung mit negativem mittlerem intrapulmonalem Druck. Das Aufblähen der Lungen ist mit Pfeilen markiert

Die Abb. 8 zeigt den zeitlichen Verlauf der Entwicklung einer starken venösen Beimischung an 2 Hunden. Nach Einstellung einer negativen IPD-Periode fällt der O_2-Druck stark ab und strebt einem Endwert zu. Dementsprechend nimmt die venöse Beimischung zu und erreicht einen angenähert konstanten Endwert. Die Zeit bis zur Erreichung dieses Endwertes ist

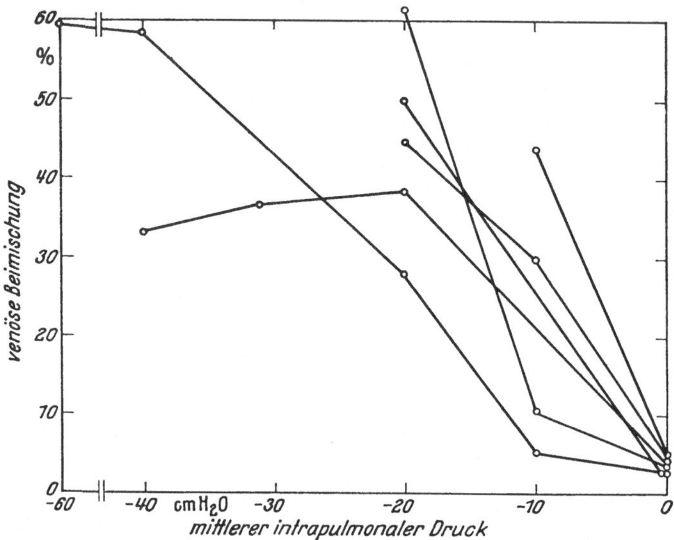

Abb. 9. Endwerte der prozentualen venösen Beimischung bei Negativierung des mittleren intrapulmonalen Druckes. Jede Kurve bezeichnet einen Versuch

individuell verschieden: bei -20 cm H_2O in der Abb. 8 links nach 20 min, in der Abb. 8 rechts nach 45 min. Beim ersten Hund (links in der Abb. 8) wurde die Lunge am Ende der negativen IPD-Periode kurzzeitig bis auf $+30$ cm H_2O aufgebläht (markiert mit Pfeilen). Nach der zweiten Auf-

Tabelle 4. *Mittelwerte der venösen Beimischung aus 6 Versuchen bei Veränderungen des mittleren intrapulmonalen Druckes*

Mittlerer intrapulmonaler Druck (cm H_2O)	0	-10	-20	-30	-40	-60
Venöse Beimischung (%)	3,7	22,3	44,4	36,6	45,7	59,3
Anzahl der Versuche	6	4	5	1	2	1

blähung war der Ausgangswert der venösen Beimischung mit 3,7% wieder erreicht. Beim zweiten Hund (rechts in der Abb. 8) wurde die Lunge am Ende der negativen IPD-Periode nicht aufgebläht. Daraufhin nahm die venöse Beimischung zwar prompt ab, erreichte den Ausgangswert jedoch nicht, sondern stellte sich nach 45 min auf einen noch deutlich erhöhten Wert ein. Nach später erfolgter Aufblähung wurde der Ausgangswert aber wiederum erreicht.

Die Endwerte der venösen Beimischung aus den 6 Versuchen sind in der Abb. 9 in Abhängigkeit vom IPD aufgetragen. Die Mittelwerte finden sich in der Tab. 4. Die venöse Beimischung betrug bei IPD 0 im Mittel 3,7%. Bei Negativierung des IPD nahm die venöse Beimischung progressiv bis etwa IPD -20 cm H_2O zu und betrug 30—60%. Bei weiterer Negativierung des IPD schien die venöse Beimischung sich nicht wesentlich weiter zu verändern.

b) Atemtoträume

An 4 Hunden wurde das Verhalten der Atemtoträume untersucht. Das Atemhubvolumen und die Atemfrequenz wurden konstant gehalten (im Mittel bei 420 ml BTPS bzw. 14/min, mittleres Hundegewicht 27 kg), während der IPD von -60 bis $+20$ cm H_2O variiert wurde. Das Verhalten des effektiven Totraumes, des Serien-Totraumes und des Parallel-Totraumes in den einzelnen Versuchen sowie im Mittel der Versuche ist in der Tab. 5 aufgeführt. Außerdem sind die Mittelwerte in der Abb. 10 dargestellt.

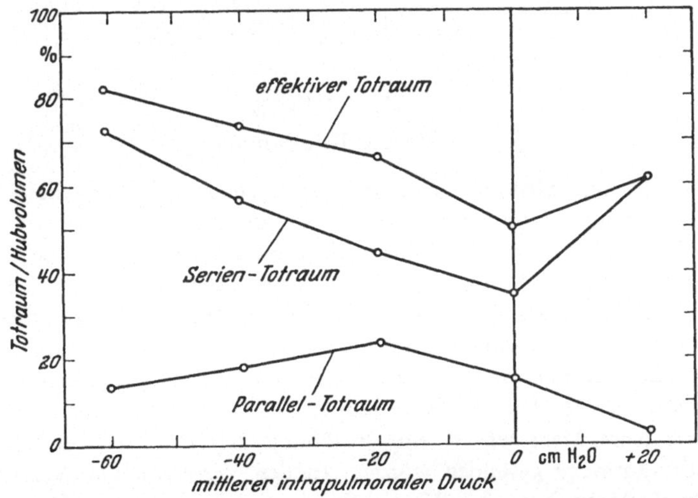

Abb. 10. Mittelwerte der prozentualen Totraumstelle am Beatmungs-Hubvolumen bei Veränderungen des mittleren intrapulmonalen Druckes

Der effektive Totraum nahm sowohl bei Positivierung wie auch bei Negativierung des IPD zu. Diese Zunahmen waren hauptsächlich durch entsprechende Vergrößerungen des Serien-Totraumes bedingt. Bei beiden Toträumen besteht ein sehr ausgeprägtes Minimum bei IPD 0. Der Parallel-Totraum wurde in allen Versuchen bei IPD $+20$ cm H_2O vermindert gefunden. Bei Negativierung des IPD trat eine geringfügige Zunahme mit einem flachen Maximum im Bereich von -20 cm H_2O auf.

Tabelle 5. *Verhalten der Atemtoträume bei Veränderungen des mittleren intrapulmonalen Druckes in 4 Versuchen. Einzel- und Mittelwerte der Verhältnisse Atemtotraum/Atemzugvolumen (das Atemzugvolumen war in jedem Versuch konstant)*

Totraum	Versuch Nr.	Mittlerer intrapulmonaler Druck (cm H_2O)				
		-60	-40	-20	0	$+20$
Effektiver-Totraum	1	88,8	73,2	53,5	42,2	52,2
Atemzugvolumen	2	74,5	71,2	68,1	50,0	73,3
(%)	3	86,5	78,0	69,8	53,5	57,8
	4	78,4	72,1	71,4	53,1	61,2
	Mittel	82,1	73,6	65,7	49,7	61,1
Serien-Totraum	1	81,2	58,5	35,3	32,0	59,2
Atemzugvolumen	2	58,3	49,2	44,5	35,3	79,2
(%)	3	82,0	73,4	54,6	39,3	54,6
	4	68,0	43,3	41,2	31,7	54,2
	Mittel	72,4	56,2	43,9	34,6	61,8
Parallel-Totraum	1	12,8	16,4	21,1	10,1	0,0
Atemzugvolumen	2	19,2	22,7	23,1	14,8	1,4
(%)	3	4,6	6,6	14,2	14,0	3,5
	4	16,1	26,6	35,3	21,5	4,0
	Mittel	13,2	18,1	23,4	15,1	2,2

5. Besprechung

a) Venöse Beimischung

LENFANT und HOWELL [2] beobachteten bei Erniedrigung des IPD bei spontan atmenden Hunden eine starke Senkung des arteriellen O_2-Gehaltes. Dieses Verhalten erklärten sie durch die Zunahme der venösen Beimischung infolge Atelektasenbildung, denn die Durchblutung der atelektatischen Bezirke stellt eine funktionelle venöse Beimischung dar. Sie schätzen die venöse Beimischung bei -15 cm H_2O auf 32%, bei -24 cm H_2O sogar auf 72%. Die von uns gefundenen Werte der venösen Beimischung sind etwas kleiner, jedoch von der gleichen Größenordnung.

Auch beim Menschen ist eine Erhöhung der venösen Beimischung bei Unterdruckatmung gefunden worden. In den Versuchen von STEINER und BEHNKE [*19*] an liegenden Versuchspersonen, die Luft aus einem Unterdruckreservoir mit einem negativen Druck von -40 mm Hg atmeten, nahm die arterielle O_2-Sättigung von 96% (bei normaler Spontanatmung) auf 92% ab. Der arterielle CO_2-Druck und der pH-Wert änderten sich dabei nicht. Daraus wurde geschlossen, daß es sich bei dieser Art der negativen Druckatmung vorwiegend um eine Durchblutung nicht belüfteter Alveolen, d. h. venöse Beimischung handelt, bedingt durch Verminderung des Lungenvolumens.

Ebenso wie Lenfant und Howell [2] gauben wir, daß es sich bei der Zunahme der venösen Beimischung bei negativem IPD um eine Atelektasenbildung handelt, insbesondere weil durch kurzfristiges Aufblähen der Lunge die venöse Beimischung sich wieder normalisieren ließ. Wahrscheinlich ist nicht der negative intrapulmonale Druck als solcher, sondern das dadurch verminderte Lungenvolumen die Ursache des Alveolenkollapses, da auch bei Einengung des Thorax durch Kompression von außen die venöse Beimischung zuzunehmen scheint [20].

Bei stark erniedrigtem IPD ist auch mit der Möglichkeit des Auftretens eines Lungenödems zu rechnen, weil der transmurale Druck in den Lungencapillaren (= Lungencapillardruck — intrapulmonaler Druck) ansteigt. In unseren Versuchen haben wir jedoch keine funktionellen Anzeichen für eine Ödembildung gefunden. Nach negativen IPD-Perioden, die bis zu 65 min ausgedehnt wurden, konnte der Anfangswert der venösen Beimischung durch kurzes Aufblähen der Lungen wieder eingestellt werden. Dabei war das Aufblähen jedoch notwendig: nach Übergang von der negativen IPD-Periode auf IPD 0 verminderte sich die venöse Beimischung zwar, blieb aber gegenüber dem Ausgangswert erheblich erhöht (Abb. 8).

Das Verhalten der venösen Beimischung bei positivem IPD ist von Finley und Mitarb. [21] an narkotisierten Hunden untersucht worden. Sie fanden, daß die venöse Beimischung bei IPD 0 durchschnittlich 5% betrug und bei Erhöhung des IPD auf $+20$ cm H_2O sich auf 1% und darunter verminderte. Diese Autoren erklärten die Verminderung der venösen Beimischung durch Überdruck mit Verschwinden von Atelektasen, die sich schon bei IPD 0 bilden können. Da in unseren Versuchen die venöse Beimischung bei IPD 0 schon klein war (im Mittel 3,7%), wurde sie bei positivem IPD, wo sie wahrscheinlich noch weiter abnahm, nicht gemessen.

b) Atemtoträume

Der für den alveolären Gasaustausch wichtigste und auch am eindeutigsten definierte Totraum ist der effektive oder physiologische Totraum (= Gesamt-Totraum). Der effektive Totraum, bzw. seine Belüftung, hat in unseren Versuchen ein ausgeprägtes Minimum beim IPD = 0, bei negativem und bei positivem IPD steigt er deutlich an. Die Zunahme des effektiven Totraumes bei positivem IPD ist auch von Bitter und Rahn [14] an narkotisierten pumpenbeatmeten Hunden gefunden worden. Im negativen IPD-Bereich liegen keine anderen Messungen vor.

Die Zunahme des Serien-Totraumes im positiven IPD-Bereich ist auch von Bitter und Rahn [14] an beatmeten Hunden gefunden worden. Sie kann einfach als eine Dehnung des Bronchialbaumes durch Überdruck erklärt werden. Schwierig ist dagegen, die ebenfalls beträchtliche Vergrößerung des Serien-Totraumes bei negativem IPD zu deuten. Der „anatomische" Totraum, d. h. der Bronchialbaum, müßte sich ja hierbei verkleinern. Vielleicht ist die Ursache der Zunahme des berechneten Serien-Totraumes mit einer komplexen starken „Verteilungsstörung", die mit dem gleichzeitigen Kollabieren großer Alveolenbereiche zusammenhängt, zu suchen.

Die Veränderungen des „Parallel-Totraumes" im negativen Druckbereich waren relativ gering. Beim Übergang von IPD 0 auf IPD $+20$ cm H_2O wurde in allen Versuchen eine eindeutige Verminderung des Parallel-Totraumes gefunden (entsprechend einer starken Abnahme der arteriell-alveolären CO_2-Druckdifferenz). Dieser Befund steht in Widerspruch zu den Ergebnissen von BITTER und RAHN [14], die bei positivem IPD eine Zunahme der arteriell-venösen CO_2-Druckdifferenz und des daraus berechneten Parallel-Totraumes fanden. In einem Versuch haben wir auch Messungen bei IPD $+40$ cm H_2O durchgeführt. Der Parallel-Totraum war größer als bei IPD $+20$ cm H_2O, aber immer noch kleiner als bei IPD 0.

Eine Verkleinerung der arteriell-alveolären CO_2- und O_2-Druckdifferenz bei erhöhtem IPD hat auch BERGMAN [22] bei narkotisierten Hunden gefunden. Allerdings waren die dabei eingestellten positiven IPD bis zu 5,5 cm H_2O nicht so groß wie in unseren Versuchen.

Eine alveoläre Totraum-Belüftung oder Parallel-Totraum-Belüftung ist die Belüftung nicht oder wenig durchbluteter Alveolenbereiche und damit eine Auswirkung einer „Verteilungsstörung", d. h. einer ungleichmäßigen Verteilung der alveolären Belüftung auf die Lungen-Capillardurchblutung. Nach unseren Befunden sowie nach den Befunden von BERGMAN [22] scheint also die Gleichmäßigkeit der Verteilung der Belüftung der Durchblutung durch positiven IPD verbessert zu werden. Bei sehr stark positivem IPD allerdings wird die Verteilungsstörung wieder ausgeprägter.

c) Bedeutung des mittleren intrapulmonalen Druckes für Gasaustausch und Gastransport

Aus den Veränderungen des HZV und der prozentualen venösen Beimischung können die Veränderungen der Absolutgröße der funktionellen Lungen-Capillardurchblutung — das heißt der Durchblutung belüfteter Alveolen — berechnet werden: absolute funktionelle Lungen-Capillardurchblutung = HZV — absolute venöse Beimischung. Die Abhängigkeit der Capillardurchblutung vom IPD ist in der Abb. 11 dargestellt. Die Kurve zeigt ein ausgeprägtes Maximum bei IPD 0. Die Abnahme der Capillardurchblutung bei positivem IPD beruht auf einer Verminderung des HZV. Bei negativem IPD nimmt das HZV zwar zu, aber die prozentuale venöse Beimischung steigt so stark an, daß insgesamt ein Absinken der funktionellen Capillardurchblutung resultiert.

Die Differenz zwischen der Gesamtbelüftung und der effektiven Totraumbelüftung ist die alveoläre Belüftung. Auch die alveoläre Belüftung weist ein ausgeprägtes Maximum bei IPD 0 auf (Abb. 11).

Da die alveoläre Belüftung und die funktionelle Capillardurchblutung die entscheidenden Größen für den Gasaustausch in der Lunge sind, sprechen die Versuchsergebnisse dafür, daß bei künstlicher Beatmung die günstigsten Bedingungen für den Gasaustausch und Gastransport bei einem mittleren intrapulmonalen Druck von 0 herrschen.

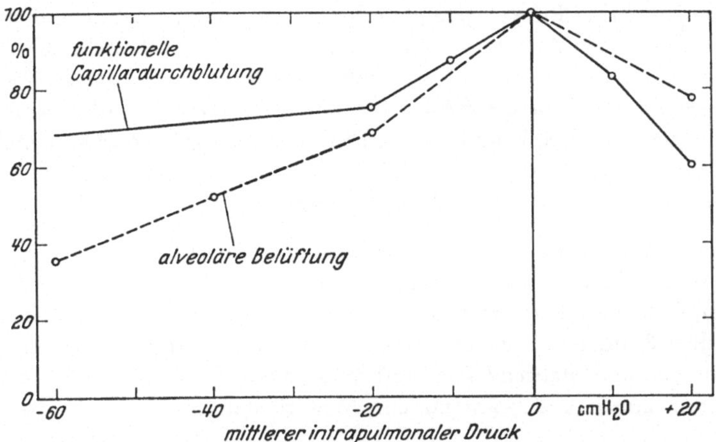

Abb. 11. Veränderungen der (absoluten) funktionellen Lungen-Capillardurchblutung [= HZV — (absolute) venöse Beimischung] und der alveolären Belüftung (= Gesamtbelüftung — effektive Totraumbelüftung) in Abhängigkeit vom mittleren intrapulmonalen Druck. Die Capillardurchblutung und die alveoläre Belüftung bei IDP = 0 wurden gleich 100% gesetzt. Das Atemhubvolumen und die Gesamtbelüftung waren konstant

II. Einfluß der Atembewegungen auf den Kreislauf

1. Einleitung

Nach der Analyse der Auswirkungen der veränderten Mitteldrucke in der Lunge auf den Kreislauf und auf den Gasaustausch wenden wir uns jetzt der Frage zu, ob und wieweit der Kreislauf durch die respiratorischen Schwankungen der Drucke und Volumina im Thorax und in der Lunge, also durch die Atembewegungen, beeinflußt wird. Dabei sollen nicht die *atemphasischen Veränderungen* der Kreislaufgrößen während eines Atemzyklus erforscht werden, sondern es soll festgestellt werden, ob und wieweit die Kreislauf-Parameter *im zeitlichen Mittel* sich ändern, etwa wenn vom normalen Atmungszustand zum Atemstillstand oder zur vergrößerten Atmung gewechselt wird.

Die atemphasischen Veränderungen des Kreislaufes sind von einer Reihe von Forschern untersucht worden, besonders eingehend von BRECHER [23]

und seinen Mitarbeitern. Ihre Versuche zeigten, daß es innerhalb eines Atemzyklus zu starken Variationen des venösen Rückstromes zum Herzen kommt: bei der spontanen Atmung ist der venöse Rückstrom während der Inspiration gesteigert, während der Exspiration vermindert (bei Pumpenbeatmung verhält es sich umgekehrt). Dagegen ist die Frage, ob im zeitlichen Mittel die inspiratorische Steigerung oder die exspiratorische Hemmung überwiegt oder ob sich beide Effekte gerade aufheben, also ob überhaupt und welcher „Nettoeffekt" der Atembewegungen auf den Kreislauf besteht, bisher experimentell nicht ausreichend untersucht worden. Die in diesem Teil der vorliegenden Arbeit beschriebenen Versuche hatten zum Ziel die Bestimmung der Richtung, der Größe und des Mechanismus eines solchen „Nettoeffektes".

2. Meßprinzip

Um die Auswirkungen von natürlichen und künstlichen Atembewegungen auf den Kreislauf zu untersuchen, wurden an narkotisierten Hunden einige Kreislauf-Kenngrößen (Herzzeitvolumen, Schlagvolumen, Herzfrequenz, arterieller Blutdruck, Gesamt-Kreislaufwiderstand) vergleichend bei Atembewegungen und während Atemstillstand gemessen. Wenn die Tiere reinen Sauerstoff atmen und während des Atemstillstandes an ein O_2-Reservoir

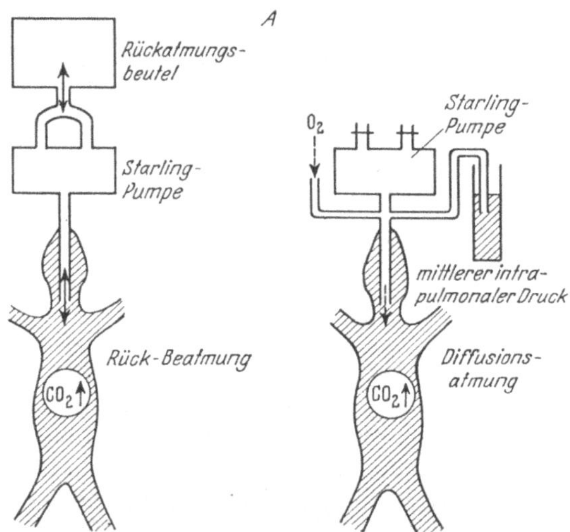

Abb. 12. Schema der Versuchsanordnung der Methode A zur Untersuchung der Auswirkung der Atembewegungen auf den Kreislauf

angeschlossen sind (sog. „Diffusionsatmung" oder „apnoische Oxygenation"), kommt es während des Atemstillstandes nicht zum O_2-Mangel, wohl aber zu einer CO_2-Retention mit CO_2-Druckanstieg im Gewebe und im Blut. Um die Effekte des CO_2-Druckanstieges auf den Kreislauf in Rechnung zu stellen bzw. den CO_2-Druckanstieg überhaupt zu vermeiden, wurden die folgenden zwei Methoden verwendet:

Methode A (Abb. 12). Es wurden abwechselnd Meßperioden mit Atemstillstand und Meßperioden mit Rückatmung durchgeführt. Auch die Rückatmung führt zu einem CO_2-Druckanstieg. Die Kreislaufgrößen wurden in den beiden Zuständen bei gleichem arteriellem CO_2-Druck gemessen und miteinander verglichen, um den Effekt der Atembewegungen zu erkennen.

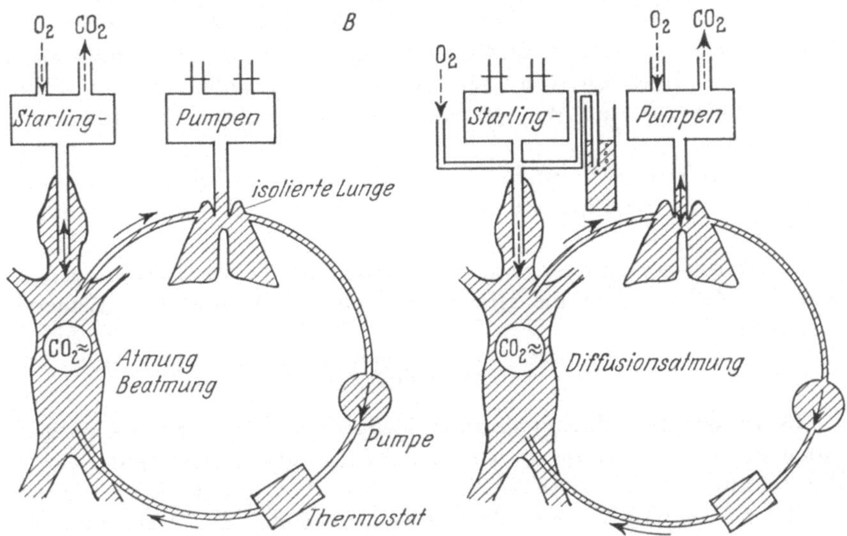

Abb. 13. Schema der Versuchsanordnung der Methode B zur Untersuchung der Auswirkung der Atembewegungen auf den Kreislauf

Methode B (Abb. 13). An das Arteriensystem des Versuchshundes wurden die isolierten Lungen eines anderen Hundes angeschlossen. Diese Lungen waren dauernd mit arteriellem Blut durchströmt, wurden aber nur während des Atemstillstandes des Versuchshundes belüftet. Die Belüftung der Lungen bewirkte eine CO_2-Abgabe, die die CO_2-Retention im Versuchshund während des Atemstillstandes verhinderte, so daß der arterielle CO_2-Druck nicht anstieg.

3. Methodik

Die Versuche wurden an insgesamt 46 Hunden (20—32 kg, im Mittel 25 kg) durchgeführt. Für die Versuche mit künstlicher Beatmung wurden die Tiere, nach Vorbehandlung mit 2 mg/kg Morphin subcutan, mit 80 mg/kg Chloralose und 250 mg/kg Urethan intravenös narkotisiert. Da Chloralose und Morphin atmungshemmend wirken, wurden die Hunde für die Versuche bei Spontanatmung ausschließlich mit 1,25 g/kg Urethan, je zur Hälfte intravenös und subcutan, narkotisiert.

Die Tiere erhielten 100% O_2 zur Atmung. In einigen Versuchen wurde zur Steigerung der Spontanatmung 5% CO_2 zugesetzt. In den Versuchen mit Beatmung wurde die Spontanatmung mit einer Dauerinfusion von Succinylcholin (0,1—0,2 mg/min) verhindert. Die Beatmung erfolgte mit einer Starling-Pumpe, an der das Atemzugvolumen und die Atemfrequenz bestimmt wurden. In den Versuchen mit Spontanatmung wurden das Atemzugvolumen und die Atemfrequenz mit dem Pneumotachographen von FLEISCH gemessen. Der Atemstillstand wurde hier mit einer stoßartigen intravenösen Injektion von 1,2—1,7 mg Succinylcholin bewirkt. Diese Dosis reichte aus, um die spontanen Atembewegungen für 10 min zu unterdrücken.

In einem Teil der Versuche wurden die Nervi vagi beiderseits im unteren Halsdrittel freipräpariert und nach einer Kontroll-Meßperiode durchschnitten.

Im übrigen waren die operative Vorbereitung, die Versuchsbedingungen und die Meßmethoden die gleichen wie im Teil I, Abschnitt Methodik beschrieben.

Methode A

Es wurden abwechselnd dreierlei Meßperioden eingestellt — normale Atmung (NA), Rückatmung (RA) und Atemstillstand (AS), und zwar in der Reihenfolge NA — AS — NA — RA — NA usw. In jedem Versuch wurden meistens 3 solche Perioden-Serien durchgeführt. Die Atemstillstands-Perioden dauerten 10 bis 15 min, die Rückatmungs-Perioden 15 bis 20 min, die dazwischenliegenden Normalatmungs-Perioden 10 bis 20 min.

Für die Rückatmungs-Perioden wurde in einem Plastik-Beutel soviel Exspirationsluft (etwa 10 bis 20 Ausatmungen) gesammelt, daß die darin enthaltene O_2-Menge zur Deckung des O_2-Verbrauches während der Rückatmungs-Periode ausreichte. Der Rückatmungsbeutel wurde bei Beatmung in das geschlossene Beatmungssystem eingebaut, bei Spontanatmung an die Trachealkanüle angeschlossen. Bei Atemstillstand-Perioden bei Beatmung wurde durch Ableiten des O_2-Stromes unter Wasser der Trachealdruck auf den Wert eingestellt, der mit dem über die Beatmungsphase gemittelten Trachealdruck bei der Rückatmungs-Periode und der Normal-Periode übereinstimmte (3—4 cm H_2O). Bei Atemstillstands-Perioden nach Spontanatmung wurde der Trachealdruck auf 0 eingestellt.

In jeder Normalperiode wurde nach Normalisierung des am URAS verfolgten alveolären CO_2-Druckes eine Messung (die aus einer Bestimmung des p_{CO_2} im arteriellen Blut, aus wenigstens 2 Bestimmungen des HZV, der Herzfrequenz, des mittleren arteriellen Blutdruckes und der Atemgrößen bestand) durchgeführt. In den Rückatmungs-Perioden wurde 7,5 bzw. 10 min und 10 bzw. 20 min nach Beginn der Rückatmung, in den Atemstillstands-Perioden 5 bzw. 7,5 und 10 bzw. 15 min nach Beginn des Atemstillstandes je eine Messung durchgeführt. Auf diese Weise wurde es erreicht, daß die Messungen ungefähr bei gleichem arteriellem CO_2-Druck gemacht wurden (s. Tab. 6 u. 9).

Bei der Auswertung wurden zunächst alle in den Rückatmungs-Perioden und in den Atemstillstands-Perioden gemessenen Werte auf die Werte in den Normal-Perioden bezogen. Wenn die Werte in den beiden Normal-Perioden vor und nach der Rückatmungs-Periode bzw. Atemstillstands-Periode voneinander abwichen, wurde der Bezugswert durch zeitliche Interpolation erhalten. Dieses Vorgehen war besonders deshalb angezeigt, da das HZV während des Versuches oft eine stetig abfallende Tendenz hatte.

Die Mittelwerte der Quotienten RA/NA

$$\left(= \frac{\text{Wert bei Rückatmung}}{\text{Wert bei Normalatmung}}\right) \text{ und AS/NA}$$

$$\left(= \frac{\text{Wert bei Atemstillstand}}{\text{Wert bei Normalatmung}}\right) \text{ sind in Tab. 6 u. 9 aufgeführt.}$$

Um den Effekt des Atemstillstandes möglichst ohne den CO_2-Effekt zu bekommen, wurden solche RA/NA- und AS/NA-Werte ausgesucht, die im Mittel bei möglichst ähnlichen CO_2-Drucken gemessen worden waren, und es wurde der Quotient $\dfrac{RA/NA}{DA/NA}$ gebildet. Der Ausdruck $\left(\dfrac{RA/NA}{DA/NA} - 1\right) \cdot 100$ zeigt die auf die Atembewegungen zurückführbare prozentuale Veränderung einer Kreislaufgröße an.

Methode A′

In den Versuchen mit Spontanatmung wurden in den für die Auswertung entscheidenden Rückatmungs-Perioden wegen des hohen CO_2-Druckes recht hohe Atemzugvolumina und Atemfrequenzen erreicht. Da dabei besonders deutliche Effekte auftraten (s. Ergebnisse), erschien es erwünscht, große Atemzugvolumina und Atemfrequenzen auch bei Pumpen-Beatmung einzustellen. Da unsere Starling-Pumpe jedoch einen maximalen Hub von nur 500 ml hatte, mußte ein besonderes druckgesteuertes Beatmungssystem verwendet werden. Dabei wurden das Atemzeitvolumen und der mittlere intrapulmonale Druck über die Einatmungs- und Ausatmungsdrucke, die Atemfrequenz über die Umschaltgeschwindigkeit Einatmung—Ausatmung eingestellt.

Es wurden abwechselnd Meßperioden mit normalem und mit hohem Atemzeitvolumen (sowohl Atemzugvolumen wie auch Atemfrequenz erhöht) durchgeführt. Der CO_2-Druck wurde dabei dadurch konstant gehalten, daß bei hohen Atemzeitvolumina CO_2 dem Einatmungsgas beigemischt wurde. In jedem Versuch wurden 3 bis 4 Meßperioden mit hohem Atemzeitvolumen durchgeführt. In jeder Meßperiode wurden mindestens 2 Messungen (s. o.) gemacht.

Bei der Auswertung wurden die Quotienten HA/NA $\left(= \dfrac{\text{Wert bei hohem Atemzeitvolumen}}{\text{Wert bei Normalatmung}} \right)$ gebildet. Die Mittelwerte dieser Quotienten sind in der Tab. 8 aufgeführt, ebenso wie die prozentualen Veränderungen, $\left(\dfrac{\text{HA}}{\text{NA}} - 1 \right) \cdot 100$, die auf die gegenüber der Norm verstärkten Atembewegungen zurückgeführt werden dürfen.

Methode B

Es wurden die Lungen eines Spenderhundes (von 11—17 kg) verwendet. Die Perfusion der Lungen erfolgte druckpassiv aus den beiden Arteriae carotis communes. Nach Durchtritt durch die isolierten Lungen floß das Blut aus dem rechten Vorhof in einen Behälter, aus dem es mit einer vom Zufluß gesteuerten Blutpumpe in die Arteria femoralis des Versuchshundes zurückbefördert wurde. Die Stromstärke wurde mit einem elektromagnetischen Durchflußmesser fortlaufend kontrolliert. Mit Hilfe eines Thermostaten wurde das zurückgepumpte Blut auf die Bluttemperatur des Versuchshundes gebracht.

Mit einer maximalen von uns durchführbaren Beatmung der isolierten Lungen mit reinem O_2 ($0,5\ \text{l} \times 50/\text{min} = 25\ \text{l/min}$) und einer Durchblutung von etwa 400—600 ml/min, was etwa $^1/_6$ des Herzzeitvolumens des Versuchshundes entsprach, gelang es, einen Anstieg des CO_2-Druckes im arteriellen Blut des Versuchshundes bei Atemstillstand zu verhindern und ihn bei 40—50 mm Hg zu erhalten.

Die Dauer der Atmungs-Perioden und der Atemstillstands-Perioden betrug 10—20 min. In jeder Periode wurden mindestens zwei Messungen durchgeführt (bei Atemstillstands-Perioden 5 und 10 min nach Beginn des Atemstillstandes).

Bei der Auswertung wurden die Werte bei Atemstillstand (AS) auf die zeitlich interpolierten Werte der Normalatmungs-Periode (NA) bezogen. Die Mittelwerte der so erhaltenen Quotienten NA/AS sind in den Tab. 7 und 10 aufgeführt.

4. Ergebnisse

Die Mittelwerte der Versuchsergebnisse sind in den Tab. 6 bis 10 aufgeführt, gegliedert nach der Art der Atmung (Beatmung oder Spontanatmung) und nach der Methode (A, A′ oder B).

Wegen des Umfanges des Ergebnis-Materials mußte auf die Darstellung der Einzelergebnisse und auch der Mittelwerte aus den einzelnen Versuchen verzichtet werden. Um einen Eindruck von der Variabilität zu geben, sind

Tabelle 6. *Vergleich der Kreislaufgrößen bei Normalatmung, Rückatmung und Atem-Stillstand bei künstlich beatmeten Hunden (Methode A). Mittelwerte*

		Normalatmung		Rückatmung (RA)		Atemstillstand (AS)		Vergleich AS — RA		Effekt der Atembewegungen
		vor und nach RA und AS		nach 10 min	nach 20 min	nach 5 min	nach 10 min	$RA_{10'} - AS_{5'}$	$RA_{20'} - AS_{10'}$	$(RA - AS)_{Mittel}$
A. Vagi intakt (17 RA- und AS-Perioden an 6 Hunden von 24,5 kg mittl. Gewicht)	art. CO_2-Druck	33 Torr		81 Torr	119 Torr	82 Torr	117 Torr	—1 Torr	+2 Torr	+0,5 Torr
	Atemzeitvolumen [ml, BTPS]	8,68		8,68	8,68	0	0			
	Atemfrequenz/min	20		20	20	0	0	$\dfrac{RA_{10'}}{AS_{5'}}$	$\dfrac{RA_{20'}}{AS_{10'}}$	$\left[\left(\dfrac{RA}{AS}\right)_{Mittel} - 1\right] \cdot 100$
	Atemhubvolumen [ml, BTPS]	434		434	434	0	0			
	Herzzeitvolumen	1,98 l/min	Relativ-werte	1,33	1,39	1,43	1,43	0,93	0,97	— 5% [1]
	Schlagvolumen	11,4 ml		1,58	2,01	1,88	2,20	0,84	0,92	—12% [2]
	Herzfrequenz	174 /min		0,84	0,69	0,76	0,65	1,11	1,06	+ 8% [3]
	mittl. art. Blutdruck	156 Torr		0,97	0,95	1,00	0,94	0,97	0,99	— 2% [1]
	Gesamt-Kreislaufwiderstand	79 $\frac{Torr}{l/min}$		0,73	0,68	0,70	0,66	1,04	1,02	+ 3% [1]
				nach 5 min	nach 10 min	nach 5 min	nach 10 min	$RA_{10'} - AS_{Mittel}$	$RA_{Mittel} - AS_{5'}$	$(RA - AS)_{Mittel}$
B. Vagi durchschnitten. (12 RA- und AS-Perioden an 4 Hunden von 26 kg mittl. Gewicht)	art. CO_2-Druck	45 Torr		76 Torr	106 Torr	94 Torr	118 Torr	0 Torr	—3 Torr	—1,5 Torr
	Atemzeitvolumen [ml, BTPS]	7,01		7,01	7,01	0	0			
	Atemfrequenz /min	17		17	17	0	0	$\dfrac{RA_{10'}}{AS_{Mittel}}$	$\dfrac{RA_{Mittel}}{AS_{5'}}$	$\left[\left(\dfrac{RA}{AS}\right)_{Mittel} - 1\right] \cdot 100$
	Atemhubvolumen [ml, BTPS]	412		412	412	0	0			
	Herzzeitvolumen	2,25 l/min	Relativ-werte	1,19	1,31	1,33	1,46	0,94	0,94	—6% [2]
	Schlagvolumen	12,9 ml		1,24	1,41	1,45	1,62	0,92	0,91	—9% [2]
	Herzfrequenz	175 /min		0,96	0,93	0,92	0,90	1,02	1,03	+3% [1]
	mittl. art. Blutdruck	125 Torr		1,02	1,02	1,02	1,07	0,98	1,00	—1% [1]
	Gesamt-Kreislaufwiderstand	56 $\frac{Torr}{l/min}$		0,86	0,78	0,77	0,73	1,04	1,06	+5% [1]

[1] $= P > 0,05$ [2] $= P\ 0,05—0,02$ [3] $= P\ 0,02—0,001$

in der Abb. 14 die sich aus den einzelnen Meßperioden ergebenden Werte der atmungsbedingten Veränderungen des Herzzeitvolumens bei intakten und durchschnittenen Vagi dargestellt. Zur Übersicht sind sämtliche Ergebnisse in der Tab. 11 zusammengestellt.

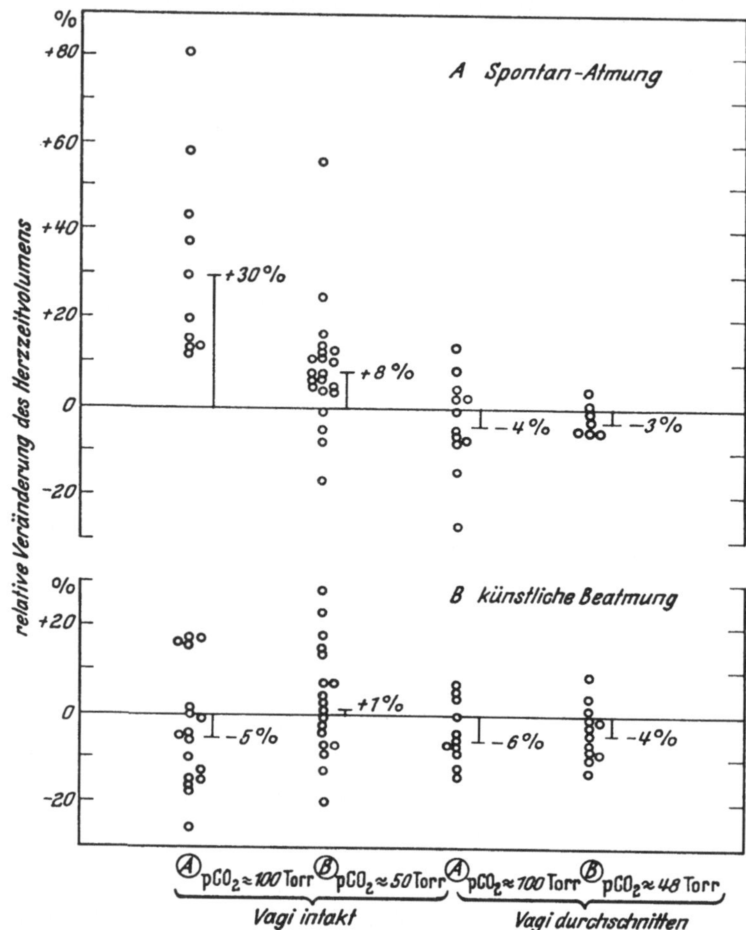

Abb. 14. Prozentuale Veränderungen des Herzzeitvolumens durch spontane und künstliche Atembewegungen. Die Punkte bezeichnen Einzelmessungen, die Querstriche die Mittelwerte

a) Künstliche Beatmung

Die Mittelwerte der Ergebnisse mit der Methode A sind in der Tab. 6 aufgeführt. Sowohl bei Rückatmung wie auch bei Atemstillstand traten erhebliche Veränderungen der Kreislauf-Parameter auf, wie die von 1,00 abweichenden Quotienten zeigen. Diese Veränderungen sind in erster Linie auf den CO_2-Druckanstieg zurückzuführen und werden im Abschnitt Besprechung analysiert (s. auch Tab. 12).

Nach 10 min Rückatmung und nach 5 min Atemstillstand war im Mittel der gleiche arterielle CO_2-Druck erreicht worden (81 bzw. 82 Torr), ebenso nach 20 min Rückatmung und nach 10 min Atemstillstand (119 bzw. 177 Torr). Somit konnten Vergleiche Rückatmung—Atemstillstand bei gleichem arteriellem CO_2-Druck durchgeführt werden. Im Mittel ergibt sich daraus, daß bei Rückatmung das Schlagvolumen um 12% verkleinert und die Herzfrequenz um 8% vergrößert gegenüber den Werten der Atemstill-

Tabelle 7. *Vergleich der Kreislaufgrößen bei Atemstillstand und Normalatmung bei künstlich beatmeten Hunden (Methode B). Mittelwerte*

| | A. Vagi intakt | | B. Vagi durchschnitten | |
| | Atemstillstand | Vergleich Normalatmung (NA)-Atemstillstand (AS) | Atemstillstand | Vergleich Normalatmung (NA)-Atemstillstand (AS) |
		NA − AS		NA − AS
art. CO_2-Druck. . . .	44 Torr	0 Torr	44 Torr	0 Torr
Atemzeitvolumen [l/min, BTPS] . . .	0	3,90	0	5,78
Atemfrequenz/min . .	0	11	0	16
Atemhubvolumen [ml, BTPS]	0	355	0	361
		$\left(\dfrac{NA}{AS}-1\right)\cdot 100$		$\left(\dfrac{NA}{AS}-1\right)\cdot 100$
Herzzeitvolumen . . .	2,22 l/min	+1% [1]	3,05 l/min	−4% [1]
Schlagvolumen	15,4 ml	−1% [1]	14,7 ml	0% [1]
Herzfrequenz	144 l/min	+2% [1]	208 l/min	−4% [1]
mittl. art. Blutdruck. .	119 Torr	−1% [1]	146 Torr	0% [1]
Gesamt-Kreislauf- widerstand	$54\,\dfrac{\text{Torr}}{\text{l/min}}$	−2% [1]	$48\,\dfrac{\text{Torr}}{\text{l/min}}$	+4% [1]
[1] = nicht signifikant	19 AS-Perioden an 5 Hunden von 25 kg mittl. Gewicht.		12 AS-Perioden an 3 Hunden von 25 kg mittl. Gewicht.	

stands-Perioden waren (die anderen Kreislaufgrößen waren statistisch nicht signifikant verändert). Diese Veränderungen können als Auswirkungen der Beatmungs-Bewegungen angesehen werden.

Nach Durchschneidung der Vagi (Tab. 6, Teil B) ergab sich als Effekt der Beatmungs-Bewegungen eine Abnahme des HZV um 6% und eine Abnahme des Schlagvolumens um 9%, während andere Veränderungen nicht signifikant waren.

In den Versuchen mit der Methode A' (Tab. 8), wobei Perioden mit vergrößertem Atemzeitvolumen mit Perioden mit normalem Atemzeitvolumen verglichen wurden, ergab sich bei den großen Atemzeitvolumen eine Erhöhung der Herzfrequenz um 20% und eine Verkleinerung des Schlagvolumens um 12%, während die Zunahme des HZV mit 5% nicht signifikant war. In den Versuchen nach Durchschneidung der Vagi wurden keine signifikanten Veränderungen am Kreislauf beobachtet.

Tabelle 8. *Vergleich der Kreislaufgrößen bei hoher künstlicher Beatmung und Normalatmung (Methode A'). Mittelwerte*

	A. Vagi intakt		B. Vagi durchschnitten	
	Normalatmung (NA)	Hohe Beatmung (HA)	Normalatmung (NA)	Hohe Beatmung (HA)
	vor und nach HA	nach 5—10 min NA — HA	vor und nach HA	nach 5—10 min NA — HA
art. CO_2-Druck . . .	42 Torr	+ 2 Torr	42 Torr	—1 Torr
Atemzeitvolumen [l/min, BTPS] . . .	5,12	37,50	4,45	35,40
Atemfrequenz/min . .	14	33	12	33
Atemhubvolumen [ml, BTPS]	366	1137	371	1072
		$\left(\dfrac{HA}{NA}-1\right)\cdot 100$		$\left(\dfrac{HA}{NA}-1\right)\cdot 100$
Herzzeitvolumen . . .	2,28 l/min	+ 5% [1]	2,29 l/min	+ 3% [1]
Schlagvolumen	20,3 ml	—12% [2]	13,9 ml	+ 5% [1]
Herzfrequenz	112 /min	+ 20% [2]	165 /min	—2% [1]
mittl. art. Blutdruck . .	113 Torr	+ 4% [1]	129	+ 2% [1]
Gesamt-Kreislaufwiderstand	49,5 $\dfrac{\text{Torr}}{\text{l/min}}$	— 1% [1]	56,3 $\dfrac{\text{Torr}}{\text{l/min}}$	—1% [1]
[1] $= P > 0,05,$ [2] $= P\ 0,05 - 0,02$	13 HA-Perioden an 4 Hunden von 23 kg mittl. Gewicht.		9 HA-Perioden an 3 Hunden von 22 kg mittl. Gewicht.	

Mit der Methode B, bei der die arterielle CO_2-Spannung während des Atemstillstandes über eine perfundierte Spenderlunge konstant gehalten wurde, ergaben sich keine signifikanten Veränderungen der Kreislaufgrößen, weder bei intakten Vagi noch bei durchschnittenen Vagi (Tab. 7).

b) Spontanatmung

Mit der Methode A (Tab. 9) kam es zu ähnlichen Anstiegen des arteriellen CO_2-Druckes wie mit der gleichen Methode bei künstlicher Beatmung. Auch hier konnte durch Vergleich Rückatmung—Atemstillstand der Effekt des CO_2-Druckes in Rechnung gestellt werden. Entsprechend dem hohen CO_2-Druck in den Rückatmungs-Perioden war das Atemzeitvolumen hoch (40,4 bzw. 42,5 l/min im Mittel). Bei Rückatmung war das HZV und die Herzfrequenz gegenüber der Atemstillstands-Periode erheblich erhöht (um 30% im Mittel), während der Gesamt-Kreislaufwiderstand um 24% vermindert war. Das Schlagvolumen und der arterielle Blutdruck waren nicht verändert.

An den Hunden mit durchschnittenen Vagi wurden auch hier keine signifikanten Veränderungen der Kreislauf-Kenngrößen festgestellt.

Tabelle 9. *Vergleich der Kreislaufgrößen bei Normalatmung, Rückatmung und Atem-Stillstand bei spontan atmenden Hunden (Methode A). Mittelwerte*

		Normalatmung		Rückatmung (RA)		Atemstillstand (AS)		Vergleich RA — AS		Effekt der Atembewegung
		vor und nach RA und AS		nach 7,5 min	nach 15 min	nach 7,5min	nach 15 min	$RA_{Mittel} - AS_{7,5'}$	$RA_{15'} - AS_{15'}$	$(RA - AS)_{Mittel}$
A. *Vagi intakt* (10 RA- und AS-Perioden an 4 Hunden von 25 kg mittl. Gewicht)	art. CO_2-Druck	50 Torr		81 Torr	119 Torr	106 Torr	117 Torr	—6 Torr	+2 Torr	—2 Torr
	Atemzeitvolumen [l/min, BTPS]	19,7		40,4	42,5	0	0			
								$\dfrac{RA_{Mittel}}{AS_{7,5'}}$	$\dfrac{RA_{15'}}{AS_{15'}}$	$\left[\left(\dfrac{RA}{AS}\right)_{Mittel} -1\right] \cdot 100$
	Atemfrequenz /min	63		52	47	0	0			
	Atemzugvolumen [ml/BTPS]	313		777	949	0	0			
	Herzzeitvolumen	5,38 l/min	Relativ-werte	0,87	0,93	0,70	0,71	1,29	1,31	+30% [3]
	Schlagvolumen	42 ml		1,05	1,13	1,05	1,18	1,05	0,96	0% [1]
	Herzfrequenz	128 /min		0,83	0,82	0,67	0,60	1,23	1,37	+30% [3]
	mittl. art. Blutdruck	137 Torr		1,03	1,02	1,04	1,04	0,99	0,98	— 1% [1]
	Gesamt-Kreislaufwiderstand	25,5 $\frac{Torr}{l/min}$		1,18	1,10	1,49	1,47	0,77	0,75	—24% [3]
				nach 8 min	nach 15 min	nach 5 min	nach 10 min	$RA_{Mittel} - AS\,5'$	$RA_{Mittel} - AS_{Mittel}$	$(RA - AS)_{Mittel}$
B. *Vagi durch-schnitten.* (12 RA- und AS-Perioden an 4 Hunden von 27 kg mittl. Gewicht)	art. CO_2-Druck	44 Torr		82 Torr	115 Torr	92 Torr	120 Torr	+6,5 Tor	—7,5 Torr	—0,5 Torr
	Atemzeitvolumen [l/min, BTPS]	13,4		40,7	43,3	0	0			
								$\dfrac{RA_{Mittel}}{AS\,5'}$	$\dfrac{RA_{Mittel}}{AS_{Mittel}}$	$\left[\left(\dfrac{RA}{AS}\right)_{Mittel} -1\right] \cdot 100$
	Atemfrequenz /min	26		30	26	0	0			
	Atemzugvolumen [ml, BTPS]	516		1357	1665	0	0			
	Herzzeitvolumen	5,08 l/min	Relativ-werte	1,02	1,06	1,08	1,10	0,96	0,95	—4% [1]
	Schlagvolumen	26,2 ml		1,16	1,22	1,23	1,28	0,97	0,94	—4% [1]
	Herzfrequenz	194 /min		0,88	0,87	0,88	0,86	0,99	1,01	0% [1]
	mittl. art. Blutdruck	131 Torr		1,10	1,13	1,13	1,14	0,99	0,98	—1% [1]
	Gesamt-Kreislaufwiderstand	25,8 $\frac{Torr}{l/min}$		1,08	1,07	1,05	1,04	1,03	1,03	+3% [1]

[1] = $P > 0,05$ [2] = $P\ 0,05—0,02$ [3] = $P\ 0,02—0,001$

Auch mit der Methode B (Tab. 10) (bei gleichgehaltenem CO_2-Druck und etwa normalem Atemzeitvolumen) ergab sich bei intakten Vagi eine Zunahme des Herzzeitvolumens um 8% bei Atmungs-Perioden (verglichen

Tabelle 10. *Vergleich der Kreislaufgrößen bei Atemstillstand und Normalatmung bei spontan atmenden Hunden (Methode B). Mittelwerte*

	A. Vagi intakt		B. Vagi durchschnitten	
	Atemstillstand	Vergleich Normalatmung (NA)-Atemstillstand (AS)	Atemstillstand	Vergleich Normalatmung (NA)-Atemstillstand (AS)
		NA — AS		NA — AS
art. CO_2-Druck . . .	57 Torr	0 Torr	46 Torr	—2 Torr
Atemzeitvolumen [l/min, BTPS] . . .	0	7,30	0	8,30
Atemfrequenz/min . .	0	29	0	14
Atemzugvolumen [ml, BTPS]	0	252	0	593
		$\left(\dfrac{NA}{AS}-1\right)\cdot 100$		$\left(\dfrac{NA}{AS}-1\right)\cdot 100$
Herzzeitvolumen . . .	3,33 l/min	+ 8% [3]	6,36 l/min	—3% [1]
Schlagvolumen	22,8 ml	0% [1]	35,5 ml	—4% [1]
Herzfrequenz	146 /min	+ 8% [3]	180 /min	+1% [1]
mittl. art. Blutdruck . .	126 Torr	— 4% [1]	159 Torr	—8% [1]
Gesamt-Kreislaufwiderstand	38 $\frac{\text{Torr}}{\text{l/min}}$	—11% [1]	25 $\frac{\text{Torr}}{\text{l/min}}$	—5% [1]

[1] $= P > 0,05$,
[2] $= P\ 0,05 - 0,02$,
[3] $= P\ 0,02 - 0,001$

21 AS-Perioden an 6 Hunden von 27 kg mittl. Gewicht.   7 AS-Perioden an 3 Hunden von 26 kg mittl. Gewicht.

Tabelle 11. *Übersicht der Auswirkungen der Atembewegungen auf den Kreislauf. Veränderungen in %*

		Beatmung			Spontan-Atmung	
		B	A	A′	B	A
	Methode	B	A	A′	B	A
	art. CO_2-Druck	Ø	↑	Ø	Ø	↑
	Atemzeitvolumen . . .	Ø	Ø	↑	Ø	↑
Vagi intakt	Herzzeitvolumen	+1	— 5	+ 3	+ 8	+**30**
	Schlagvolumen	—1	—**12**	—**18**	0	0
	Herzfrequenz	+2	+ 8	+**25**	+ 8	+**30**
	mittl. art. Blutdruck . .	—1	— 2	+ 2	— 4	— 1
	Gesamt-Kreislaufwiderstand	—2	+ 3	— 1	—**11**	—**24**
Vagi durchschnitten	Herzzeitvolumen	—4	— **6**	— 2	— 3	— 4
	Schlagvolumen	0	— **9**	+ 1	— 4	— 4
	Herzfrequenz	—4	+ 3	— 3	+ 1	0
	mittl. art. Blutdruck . .	0	— 1	+ 1	— 8	— 1
	Gesamt-Kreislaufwiderstand	+4	+ 5	+ 3	— 5	+ 3

Fettgedruckte Ziffern = signifikante Veränderungen ($P\ 0,05-0,001$)

mit Atemstillstands-Perioden). Dabei nahm die Herzfrequenz etwa im gleichen Maße zu, so daß das Schlagvolumen nicht verändert war.

An Hunden, bei denen die Vagi durchschnitten worden waren, wurden keine signifikanten Veränderungen der Kreislaufgrößen gefunden.

c) Vergleich und Übersicht

Die Tab. 11 und die Abb. 15 sollen einen Überblick über sämtliche Ergebnisse vermitteln. Zur Vereinheitlichung der Darstellung war es nötig,

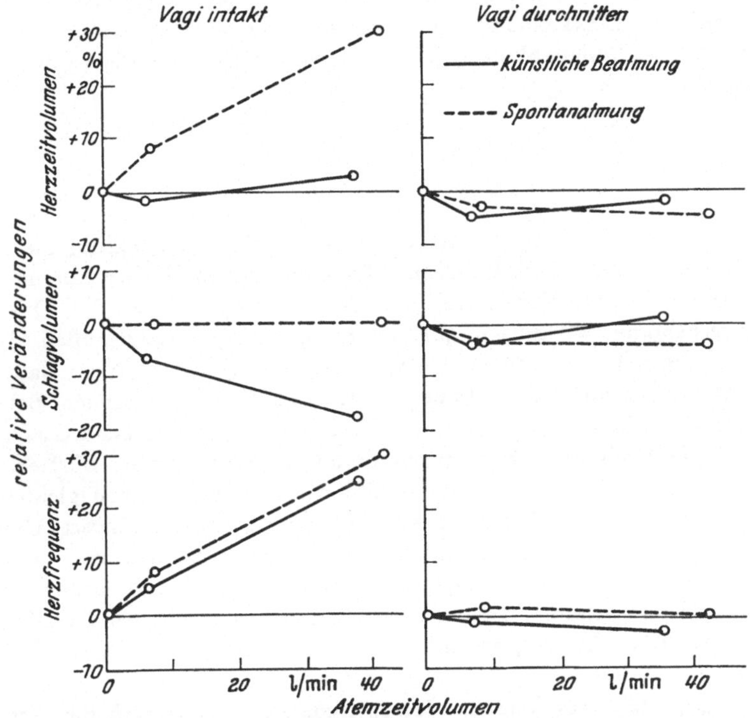

Abb. 15. Beziehung zwischen Atemzeitvolumen und Herzzeitvolumen, Schlagvolumen und Herzfrequenz bei Spontanatmung und bei künstlicher Beatmung mit intakten oder durchschnittenen Vagi. Veränderungen der Kreislaufgrößen in %. Bezugspunkt Atemstillstand = 0%

die Ergebnisse der Methode A′ auf Atemstillstands-Perioden zu beziehen. Das wurde dadurch erreicht, daß zu den mit der Methode A′ gemessenen Veränderungen (Vergleich große Atmung—Normalatmung) der Mittelwert der Veränderungen nach den Methoden B und A (Vergleich Normalatmung—Atemstillstand) addiert wurde.

Aus der Tab. 11 und der Abb. 15 ist ersichtlich, daß die Atembewegungen, sowohl die natürlichen, spontanen als auch die künstlichen, eine Erhöhung der Herzfrequenz zur Folge hatten und daß diese Erhöhung der Herzfrequenz dem Atemzeitvolumen proportional war. Unterschiedlich aber war das Verhalten des Schlagvolumens. Bei Spontanatmung veränderte es sich nicht, so daß auch das HZV bei Zunahme des Atemzeitvolumens im gleichen Maße wie die Herzfrequenz erhöht wurde. Bei künstlicher Beatmung kam es dagegen zu einem dem Atemzeitvolumen etwa proportionalen Absinken des Schlagvolumens von einem solchen Ausmaß, daß das HZV etwa konstant blieb.

Bei durchschnittenen Vagi kam es kaum zu Veränderungen der genannten Kreislaufgrößen. Erkennbar ist nur eine schwache abnehmende Tendenz des HZV und des Schlagvolumens bei Atembewegungen, verglichen mit Atemstillstand.

5. Besprechung
A. Kritik der Methoden

Bei unserer Methode A war es grundsätzlich unumgänglich, die Messungen bei unphysiologisch hohen CO_2-Druckwerten durchzuführen. Der Anstieg des CO_2-Druckes (gemessen als Anstieg des arteriellen CO_2-Druckes) hatte erhebliche Wirkungen auf die gemessenen Kreislaufgrößen. Diese Auswirkungen lassen sich an den Quotienten Rückatmung/Normalatmung und Atemstillstand/Normalatmung in den Tab. 6 und 9 erkennen. Bei den Versuchen mit künstlicher Beatmung jedoch änderte sich nur der CO_2-Druck, so daß die Kreislaufveränderungen darauf bezogen werden dürften. Bei spontan atmenden Hunden änderte sich das Atemzeitvolumen gleichzeitig mit dem arteriellen CO_2-Druck, was die Analyse etwas erschwert. Um ein ungefähres Maß für den CO_2-Effekt zu bekommen, wurden hier aus allen Quotienten Rückatmung/Normalatmung und Atemstillstand/Normalatmung der Mittelwert gebildet. In der Tab. 12 sind die durch den CO_2-Druckanstieg bei Rück-Atmung beobachteten Veränderungen der Kreislaufgrößen dargestellt.

Zunächst fällt auf, daß das Herzzeitvolumen sich je nach der Art der Narkose verschieden verhielt. In Morphin-Urethan-Chloralose-Narkose (wobei Chloralose das wirksamste Mittel ist) trat bei Erhöhung des CO_2-Druckes eine Erhöhung, in Urethan-Narkose dagegen eine Verminderung auf. Der mittlere arterielle Blutdruck wird nicht verändert, so daß die Änderungen des Gesamt-Kreislaufwiderstandes zu denjenigen des Herzzeitvolumens annähernd umgekehrt proportional sind. Hinsichtlich des Schlagvolumens und der Herzfrequenz besteht jedoch eine qualitative Übereinstimmung, denn in beiden Narkose-Arten kam es durch CO_2-Anstieg zu einer Bradykardie und zu einer Zunahme des Schlagvolumens. Die Richtung der Veränderung des Herzzeitvolumens wird also durch das Überwiegen der einen oder anderen Veränderung bestimmt. Der Grund für die verschiedenen Aus-

Tabelle 12. *Effekt des Anstieges des arteriellen CO_2-Druckes durch Rückatmung auf den Kreislauf in Abhängigkeit von der Narkose-Art und den Vagi während konstanter Ventilation. Mittelwerte*

Atmung	Künstliche Beatmung				Künstliche Beatmung		Spontanatmung			
Narkose	Morphin-Urethan-Chloralose		Morphin-Urethan-Chloralose		Urethan		Urethan		Urethan	
Vagi	Vagi intakt		Vagi durchschnitten		Vagi intakt		Vagi intakt		Vagi durchschnitten	
	Nach den Werten aus der Tabelle 6 A und B				5 Meßperioden an 2 Hunden von 30,2 kg mittl. Gewicht		Nach den Werten aus der Tabelle 9 A und B			
	Absolutwerte $Pa_{CO_2} = 35$ Torr	$\left(\dfrac{\text{Werte bei pCO}_2 = 100 \text{ Torr}}{\text{Werte bei pCO}_2 = 33 \text{ Torr}} - 1\right) \cdot 100$	Absolutwerte $Pa_{CO_2} = 45$ Torr	$\left(\dfrac{\text{Werte bei pCO}_2 = 91 \text{ Torr}}{\text{Werte bei pCO}_2 = 45 \text{ Torr}} - 1\right) \cdot 100$	Absolutwerte $Pa_{CO_2} = 43$ Torr	$\left(\dfrac{\text{Werte bei pCO}_2 = 125 \text{ Torr}}{\text{Werte bei pCO}_2 = 43 \text{ Torr}} - 1\right) \cdot 100$	Absolutwerte $Pa_{CO_2} = 50$ Torr	$\left(\dfrac{\text{Werte bei pCO}_2 = 106 \text{ Torr}}{\text{Werte bei PCO}_2 = 50 \text{ Torr}} - 1\right) \cdot 100$	Absolutwerte $Pa_{CO_2} = 44$ Torr	$\left(\dfrac{\text{Werte bei pCO}_2 = 102 \text{ Torr}}{\text{Werte bei pCO}_2 = 44 \text{ Torr}} - 1\right) \cdot 100$
Herzzeit-volumen	1,98 l/min	+36%	2,25 l/min	+25%	3,14 l/min	—14%	5,38 l/min	—20%	5,08 l/min	+ 6%
Herzschlag-volumen	11,4 ml	+79%	12,9 ml	+33%	22,4 ml	+37%	42,0 ml	+10%	26,2 ml	+22%
Herzfrequenz	174 /min	—24%	175 /min	— 6%	140 /min	—37%	128 /min	—27%	194 /min	—13%
mittl. art. Blutdruck	156 Torr	— 4%	125 Torr	+ 2%	103 Torr	— 1%	137 Torr	+ 3%	131 Torr	+12%
Gesamt-Kreislaufwiderstand	$79 \frac{\text{Torr}}{\text{l/min}}$	—29%	$56 \frac{\text{Torr}}{\text{l/min}}$	—18%	$33 \frac{\text{Torr}}{\text{l/min}}$	+15%	$25{,}5 \frac{\text{Torr}}{\text{l/min}}$	+29%	$25{,}8 \frac{\text{Torr}}{\text{l/min}}$	+ 6%

wirkungen des CO_2-Anstieges in den beiden Narkose-Arten könnte in den verschiedenen Ausgangswerten der Kreislaufgrößen liegen. So ist in Urethan-Narkose der Kreislaufwiderstand niedrig und das Schlagvolumen hoch, verglichen mit Morphin-Urethan-Chloralose-Narkose.

An Hunden in Pernocton-Narkose, die konstant künstlich beatmet wurden, beobachteten DIEBOLD und MERTENS [24] nach Gabe von 5—12% CO_2 im Inspirationsgas eine Abnahme des Herzzeitvolumens, mit oder ohne Abfall des Blutdruckes bzw. der Herzfrequenz. Nach Vagotomie wurden dagegen eine Zunahme des Herzzeitvolumens und eine Blutdruckerhöhung festgestellt.

Am wachen Menschen ist der Effekt einer Erhöhung des CO_2-Druckes auf den Kreislauf von mehreren Autoren untersucht worden. Am eindeutigsten zu beurteilen sind dabei Vergleiche zwischen der CO_2-Hyperventilation und der isokapnischen Hyperventilation (= willkürliche Hyperventilation mit einem solchen Zusatz von CO_2, daß der arterielle CO_2-Druck konstant bleibt), welche aus den Versuchen von GROLLMAN [25], McGREGOR und Mitarb. [26] und RICHARDSON und Mitarb. [27] sich ergeben. Nach allen Autoren kommt es bei hyperkapnischer Mehratmung zu einer Vergrößerung des Herzzeitvolumens (um 6—45%) verglichen mit isokapnischer Hyperventilation (bei McGREGOR und Mitarb. nach einem initialen Abfall). Auch die Herzfrequenz und der arterielle Blutdruck waren in den meisten Fällen erhöht, während das Verhalten des Schlagvolumens variierte.

Somit ist die Reaktion auf erhöhte CO_2-Drucke recht verschieden, insbesondere bezüglich der Herzfrequenz. Die meisten Befunde lassen sich durch die Annahme dreier Wirkungsmechanismen erklären: 1. Am Herzen direkt eine bradykarde Wirkung (diese tritt auch am Herz-Lungen-Präparat auf; McELROY und Mitarb. [28]), 2. eine periphere Vasodilatation, die über die Pressoreceptoren eine Tachykardie erzeugen kann und 3. eine Reizung des sympathico-adrenalen Systems, die zur Tachykardie oder auch reflektorisch über die Pressoreceptoren zu Bradykardien führen kann. Übersicht s. PRICE [29].

Für unsere Versuche mit der Methode A war die Erhöhung des CO_2-Druckes ein störender Nebeneffekt. Erstens ist es ein großer Nachteil, daß die Messungen bei unphysiologisch hohen und schnell ansteigenden CO_2-Drucken durchgeführt werden mußten. Zweitens ist nicht sicher, daß es uns gelang, den Effekt des CO_2-Druckes durch den Vergleich der Messungen bei gleichem arteriellem CO_2 — aber bei verschiedenem Atemzustand — auszuschalten. Denn der Anstieg des arteriellen CO_2-Druckes war schneller bei Atemstillstand als bei Rückatmung, und so ist es möglich, daß die CO_2-Drucke in Geweben während der Messungen in den beiden Zuständen verschieden waren.

Um den CO_2-Druckanstieg zu vermeiden, wurde die Methode B verwendet, bei der mit den isolierten Lungen eines anderen Hundes das CO_2

während Atemstillstand-Perioden eliminiert wurde. Dafür mußten andere Nachteile in Kauf genommen werden. Die Entnahme eines Fünftels des Herzzeitvolumens zur Durchblutung der isolierten Lungen und dessen Zurückpumpen in den Hund sind bedenklich in Versuchen, in denen gerade der Kreislauf untersucht werden soll. Allerdings zeigten Kontrollversuche, daß das Herzzeitvolumen durch Zurückpumpen des Blutes in die Arteria femoralis nicht oder nur unwesentlich verändert wurde. Dagegen führte das Zurückpumpen des Blutes in eine Vena femoralis zur Vergrößerung des Herzzeitvolumens etwa um den Betrag der zurückgepumpten Stromstärke.

In allen Versuchen mit Spontanatmung mußte zur Erreichung eines Atemstillstandes von 10—15 min Dauer 1,2—1,7 mg ($\approx$ 50—70 γ/kg) Succinylcholin intravenös injiziert werden. Um den Effekt von Succinylcholin

Tabelle 13. *Effekt von 1,5 mg/Hund $\approx$ 65 γ/kg Succinylcholin intravenös auf den Kreislauf während künstlicher Beatmung (art. CO_2-Druck $\approx$ 35 Torr) in Urethan-Narkose. Mittelwerte*

		vor und 10—20 min nach Succinyl-cholin-Injektion	1,5 mg/Hund i.v. Succinylcholin		
			nach 5 min	nach 10 min	Mittel 5 u. 10 min
10 Meß-perioden an 2 Hunden von 23 kg mittl. Gewicht	Herzzeitvolumen	4,98 l/min	+5%[1]	+5%[1]	+5%
	Schlagvolumen	34,3 ml	+3%[1]	+4%[1]	+3%
	Herzfrequenz	145 /min	+2%[1]	+1%[1]	+2%
	mittl. art. Blutdruck	123 Torr	+2%[1]	+1%[1]	+2%
	Gesamt-Kreislauf-widerstand	24,7 $\frac{\text{Torr}}{\text{l/min}}$	—3%[1]	—4%[1]	—3%

[1] = nicht signifikant

selbst auf den Kreislauf festzustellen, wurden an 2 konstant beatmeten Hunden in Urethan-Narkose (mit intakten Vagi) die Kreislaufgrößen vor und nach Gabe von 1,5 mg Succinylcholin gemessen. Dabei wurden bezüglich Dosierung von Succinylcholin und des zeitlichen Verlaufes des Versuches die Versuche mit Spontanatmung möglichst genau nachgeahmt. Die Ergebnisse sind in der Tab. 13 aufgeführt. Danach sind alle Effekte klein und konnten bei der beschränkten Anzahl der Meßperioden nicht statistisch gesichert werden. Am deutlichsten sind ein geringer Anstieg des Herzzeitvolumens (um 5%) und des Schlagvolumens (um 3%) sowie die Verminderung des Kreislaufwiderstandes (um 3%).

Obwohl die Eigenwirkung von Succinylcholin in der von uns verwendeten Dosierung auf den Kreislauf gering erscheint, ist sie doch von Bedeutung. Denn in den Versuchen mit durchschnittenen Vagi und Spontanatmung (Tab. 9 und 10) wurden bei Atemstillstand, der ja durch Succinylcholin bewirkt war, im Durchschnitt Zunahmen des Herzzeitvolumens und des Schlagvolumens um etwa 4% gemessen. Dieser Effekt ist vollständig auf Grund einer Eigenwirkung von Succinylcholin erklärbar. Somit hätte die Spontanatmung bei durchschnittenen Vagi überhaupt keine Wirkung auf diese Kreislaufgrößen. Da die Veränderungen des Herzzeitvolumens bei intakten Vagi und Spontanatmung (Tab. 9 und 10) in anderer Richtung gehen, würde die Berücksichtigung der Succinylcholinwirkung sie noch etwas größer machen.

Auf eine weitergehende Untersuchung der Wirkung von Succinylcholin auf den Kreislauf, wozu größere Dosen nötig wären, wurde verzichtet (dazu s. Untersuchungen von VIDAL BERETERVIDE [30]).

Sowohl bei spontan atmenden als auch bei beatmeten Hunden wurden Veränderungen der Herzfrequenz gefunden. Dieser Befund legte uns nahe, die Verhältnisse bei vagotomierten Tieren zu untersuchen. (Kurze Zeit nach Vagotomie wurden die bekannten Veränderungen beobachtet: Tachykardie, Abnahme des Schlagvolumens, vertiefte und verlangsamte Atmung. Im weiteren Verlauf des Versuches wurden oft rückläufige Veränderungen, in Richtung der Normalwerte, beobachtet.) Durch eine doppelseitige Vagotomie wird weder die Lunge noch das Herz vollständig denerviert, da beide vom Sympathicus Fasern beziehen. Trotzdem wird durch die Vagotomie die Reflexbahn Lunge → Rhombencephalon → Herz sowohl im afferenten als auch im efferenten Schenkel weitgehend unterbrochen. Nach Vagotomie wurden jedenfalls keine signifikanten Veränderungen der Herzfrequenz bei Veränderungen des Atemzeitvolumens mehr beobachtet (Tab. 11).

Wir möchten die im vagotomierten Zustand gemessenen Beziehungen zwischen Atmung und Kreislauf als direkt mechanisch bedingte Kreislaufeffekte betrachten. Es läßt sich aber nicht ausschließen, daß die gemessenen Effekte durch andere Kreislaufreflexe modifiziert oder — da die gemessenen Effekte minimal oder Null waren — gänzlich verdeckt waren (s. unten).

Besonders unmittelbar nach Vagotomie, aber auch sonst bei hohem Blutdruck (Chloralose!) und hoher Herzfrequenz wurde oft ein mehr oder minder stark ausgeprägter Pulsus alternans am registrierten arteriellen Blutdruck beobachtet. Da aber keine Korrelation zwischen Pulsus alternans und Atemzeitvolumen bzw. Atemstillstand bestand, dürfte er unsere Ergebnisse nicht wesentlich beeinflußt haben.

B. Bedeutung der Ergebnisse

1. Reflektorische Veränderungen der Herzfrequenz und ihre Folgen. Die konstantesten und größten Veränderungen in unseren Versuchen betrafen die Herzfrequenz (Tab. 11 und Abb. 15). Sowohl bei der spontanen als auch bei der künstlichen Beatmung stieg die Herzfrequenz, ausgehend vom Atemstillstand, dem Atemzeitvolumen angenähert proportional an. Nach Durchschneidung der Vagi war dieser Effekt verschwunden. Deshalb handelt es sich offenbar um einen vom Atemapparat her ausgelösten vagal vermittelten, reflektorischen Vorgang.

Diese Abhängigkeit der Herzfrequenz von der Atmung ist von DALY und SCOTT [*31, 32, 33*] in Hundeversuchen zur Erforschung der Kreislauf-effekte durch Reizung der peripheren Chemoreceptoren festgestellt und näher analysiert worden. Wenn die Chemoreceptoren durch Perfusion des isolierten Carotisgebietes mit hypoxischem Blut gereizt wurden, trat bei gleichbleibend künstlich beatmeten Hunden eine Bradykardie auf. Wenn dagegen der gleiche Versuch bei spontan atmenden Tieren, deren Atemzeit-volumen dabei zunahm, unternommen wurde, oder wenn bei künstlich beatmeten Tieren die Beatmung gleichzeitig vergrößert wurde, kam es nicht mehr zu einer Bradykardie. Die Veränderungen des CO_2-Druckes im arte-riellen Blut konnten als alleinige Ursache der Bradykardie durch Versuche bei konstant gehaltenem CO_2-Druck ausgeschaltet werden. An Tieren, deren Lungen komplett denerviert worden waren, trat die reflektorisch vom Glomus caroticum ausgelöste Bradykardie auch bei gleichzeitig gesteigerter Atmung auf. Diese Versuche zeigten, daß die Steigerung der Atmung reflektorisch eine Tachykardie erzeugt, und daß die Receptoren dieses Reflexes in der Lunge liegen.

Auch beim Menschen sind vielfach Erhöhungen der Herzfrequenz mit erhöhtem Herzzeitvolumen bei willkürlicher Hyperventilation beobachtet worden. Der Atmungseffekt läßt sich am klarsten aus solchen Versuchen ableiten, bei denen vergleichend an den gleichen Versuchspersonen Normal-atmung und „isokapnische Hyperventilation" (= willkürliche Hyperventi-lation, bei der der arterielle CO_2-Druck durch Zusatz von CO_2 zur Inspi-rationsluft auf dem normalen Wert gehalten wird) untersucht wurden. In der Tab. 14 ist eine Übersicht der Ergebnisse solcher Untersuchungen ge-geben. Danach ist bei willkürlicher Hyperventilation in den meisten Unter-suchungen das Herzzeitvolumen erhöht, und zwar um den gleichen Prozent-wert wie in unseren Hundeversuchen (30%). In den meisten Fällen ist auch die Herzfrequenz erhöht. Das Verhalten des Schlagvolumens ist variabel, wenn es auch in der Mehrzahl der mitgeteilten Befunde zunimmt.

Wieweit bei diesen Versuchen beim Menschen mechanische und wieweit reflektorische Faktoren beteiligt sind, läßt sich nicht entscheiden. Gegen eine wesentliche Beteiligung der mechanischen Effekte sprechen die Befunde von ASMUSSEN [*34*] und DONEVAN [*35*]. Diese Autoren erzeugten durch zu-gesetzte äußere Atemwiderstände bei Versuchspersonen erhöhte Druck-schwankungen in der Lunge und im Intrathorakalraum, wie sie sonst bei gesteigerter Atmung vorkommen. Dabei kam es nicht zu Erhöhungen der Herzfrequenz oder des Herzzeitvolumens wie bei der isokapnischen Hyperventilation. Damit scheint es sich mehr um Reflexe, die von den Dehnungsänderungen der Lunge ausgelöst werden, als um mechanische Einwirkungen auf den Kreislauf mit nachfolgender Frequenzänderung zu handeln, da die letzteren ja in erster Linie von den Druckamplituden abhängig sein müßten.

Tabelle 14. *Effekt der gesteigerten Spontanatmung (ohne oder mit kleinen Veränderungen des art. CO_2-Druckes, Isokapnie-Hyperventilation) auf den Kreislauf*

Autor	Methode der HZV-Bestimmung insp. CO_2-Zugabe, Besonderheiten		$PaCO_2$ Torr Normal HV	Veränderungen gegenüber Normalatmung			
				Herzzeit-volumen	Schlag-volumen	Herz-frequenz	art. Blutdruck
Grollman (1930) [25]	Acethylen	≈ +6% CO_2	≈	↑ (+14%)	—	↑	↑
Asmussen (1943) [34]	Acethylen +2,5—7,5% CO_2	liegend / 60° aufgerichtet	≈	↑ (+63%) / ↓ (—19%)	↑ / —	↑ / —	↑ / —
Burnum, Hickam u. McIntosh (1954) [57]	Farbstoff	+5% CO_2	≈	↓ (2×) / ↑ (1×)	—	↑	≈
Gleasow, Berry, Manney u. McIntosh (1958) [58]		+5% CO_2	≈	↑ (+43%)	—	—·	—
Ross, Frayser u. Hickam (1959) [59]	Farbstoff	+5% CO_2	39 → 45	↑ (+29%)	—	—·	—
Turino, Brandfonbrener u. Fishman (1959) [60]	Fick	+3% — 5% CO_2	≈	↑ (+20%)	—	—·	—
Fishman, Fritts u. Cournand (1960) [61]	Fick	a) normal [+3—5% CO_2] / b) chron. Emphysem	37 → 43 / 45 → 52	↑ (+ 7%) / ↑ (+16%)	↑ / ↑	≈ / ≈	— / —
Rankin, McNeil u. Forster (1960) [62]	Acethylen	+7,5% CO_2	↑	↑ (+100%)	↑	↑	↑
Richardson, Wasserman u. Patterson (1961) [27]	Farbstoff	+5% CO_2	≈	≈	↓	↑	≈
McGregor, Donevan u. Anderson (1962) [26]	Farbstoff	+4,5% CO_2	40 → 41	↑ (+15%)	↓	↑	—·

Eine interessante Parallele besteht zwischen unseren Befunden bei Atemstillstand und den Veränderungen des Kreislaufes beim Tauchen, die besonders stark bei normalerweise tauchenden Säugetieren (wie z. B. bei Seehunden) (Scholander [36]), aber auch beim Menschen beim Tauchen auftreten. Es kommt dabei zu einer starken Abnahme der Herzfrequenz und des Herzzeitvolumens, während der arterielle Blutdruck sich nur relativ unwesentlich ändert. Qualitativ stimmen diese Effekte mit den Veränderungen, die bei unseren Hunden bei Atemstillstand auftreten, überein. Die Verminderung des Herzzeitvolumens beruhte in erster Linie auf einer drastischen Drosselung der Durchblutung in nicht lebenswichtigen Gebieten (wie z. B. Extremitäten) (Scholander [37], Olsen [38], Elsner [39]. Durch Atropin oder Vagotomie konnte die Bradykardie beim Tauchen verhindert werden. Es handelt sich also um vagal vermittelte Reflexe. Auch bei willkürlichem Atemanhalten bei Menschen wird eine, wenn auch wesentlich geringere, Bradykardie beobachtet (Olsen und Mitarb. [40], Craig und Mitarb. [41]). Die große qualitative Ähnlichkeit zwischen unseren Befunden beim Atemstillstand an narkotisierten Hunden und den Kreislaufveränderungen beim Tauchen lassen vermuten, daß es sich grundsätzlich um gleiche oder ähnliche Reaktionsmechanismen handelt. Man kann sich vorstellen, daß beim Tauchen, besonders bei normalerweise tauchenden Tieren, die „Atemstillstands-Antwort", stark verstärkt ist, wobei als auslösende Reize der Ausfall der Lungendehnungsänderungen in den Hintergrund getreten ist und dafür andere Reizmuster herangezogen worden sind. Besonders Kältereizen im Gesichtshautgebiet scheint eine führende Bedeutung zuzukommen.

Gleichzeitig mit Änderungen der Herzfrequenz traten in unseren Versuchen Veränderungen des Schlagvolumens und des Herzzeitvolumens auf, die bei Beatmung und Spontanatmung voneinander verschieden waren. Zunächst erscheint es naheliegend, diese Unterschiede auf unterschiedliche Atemmechanik zurückzuführen. Es müssen aber auch andere Deutungen, die auf unterschiedlicher Ausgangslage der Kreislaufgrößen beruhen, geprüft werden.

Nach Thurau und Kramer [42] sind beim narkotisierten Hund die Folgen einer Veränderung der Herzfrequenz (durch Vagusreizung) für das Schlagvolumen bzw. für das Herzzeitvolumen verschieden, je nach der Höhe des Kreislaufwiderstandes. Bei niedrigem Widerstand bewirkt eine Steigerung der Herzfrequenz nur ein geringes Absinken des Schlagvolumens und so ein erhebliches Ansteigen des Herzzeitvolumens. Bei hohem Widerstand verkleinert sich das Schlagvolumen bei Erhöhung der Frequenz derart, daß nur eine geringe oder überhaupt keine Zunahme des Herzzeitvolumens resultiert. So ist es erklärlich, daß bei unseren spontan atmenden Hunden in Urethan-Narkose mit niedrigem Kreislaufwiderstand das Schlagvolumen bei Vergrößerung der Frequenz konstant blieb, während bei den beatmeten Hunden, die mit Morphin-Urethan-Chloralose narkotisiert waren und einen hohen Widerstand hatten, das Schlagvolumen bei Erhöhung der Herzfrequenz

Tabelle 15. *Analyse des Einflusses nach der Art der Atmung und der Art der Narkose auf die Effekte der Atmung auf den Kreislauf*

Atmung	Beatmung				Spontan-Atmung	
Narkose	Morphin-Chloralose-Urethan		Urethan			
Methode	A		A		B	
	Absolutwerte	$\left(\dfrac{RA - AS}{AS}\right) \cdot 100$	Absolutwerte	$\left(\dfrac{RA - AS}{AS}\right) \cdot 100$	Absolutwerte	$\left(\dfrac{RA - AS}{AS}\right) \cdot 100$
Herzzeitvolumen	1,98 l/min	− 5%	3,14 l/min	+2%	5,38 l/min	+ 8%
Schlagvolumen	11,4 ml	−12%	22,4 ml	−6%	42 ml	0%
Herzfrequenz	174 /min	+ 8%	140 /min	+9%	128 /min	+ 8%
mittl. art. Blutdruck	156 Torr	− 2%	103 Torr	+1%	137 Torr	− 4%
Gesamt-Kreislaufwiderstand	79 $\dfrac{\text{Torr}}{\text{l/min}}$	+ 3%	32,8 $\dfrac{\text{Torr}}{\text{l/min}}$	−1%	25,5 $\dfrac{\text{Torr}}{\text{l/min}}$	−11%

so stark abnahm, daß das Herzzeit-volumen praktisch konstant blieb.

Um die Wirksamkeit dieses Mecha-nismus abzuschätzen, wurden in zwei mit Urethan narkotisierten Hunden (mittleres Gewicht 30 kg) Messungen mit der Methode A durchgeführt (Atemstillstands- und Rückatmungs-Perioden). Die Ergebnisse sind in Ver-bindung mit den Ergebnissen an be-atmeten Hunden in Morphin-Chlor-alose-Urethan-Narkose und an spon-tan atmenden Hunden in Urethan-Narkose in der Tab. 15 dargestellt (beide letzteren sind aus der Tab. 6 und 9 übernommen).

Bei beatmeten Hunden in Urethan-Narkose kam es trotz des niedrigen Kreislaufwiderstandes zu einer Ab-nahme des Schlagvolumens bei der durch Atembewegungen bedingten Er-höhung der Herzfrequenz. So besteht eine bessere Korrelation zur Atem-mechanik (Spontanatmung und Be-atmung) als zur Art der Narkose bzw. zur Größe des Kreislaufwiderstandes. Daß die Verminderung des Schlag-volumens bei etwa gleich großer Er-höhung der Herzfrequenz bei Be-atmung in Urethan-Narkose geringer ist als bei Beatmung in Chloralose-Narkose (6% gegen 12%), könnte auf dem von THURAU und KRAMER [42] beschriebenen Mechanismus beruhen. Sichere Aussagen sind jedoch nicht mög-lich, da die Mehrzahl der Veränderun-gen statistisch nicht zu sichern ist.

2. Mechanisch bedingte Kreislauf-Effekte. Die mechanischen Effekte der Atmung auf den Kreislauf sind erheb-lich, wenn die einzelnen Atemphasen betrachtet werden. Die Verhältnisse sind von BRECHER und Mitarbb. gründlich untersucht worden [43, 44, 45] (Übersicht in der Monographie „Venous return" [23]). Durch Messung der Durchblutung in verschiedenen Venen mit schnell anzeigenden Methoden wurde gezeigt, daß es bei Spontanatmung während der Inspiration zu einem starken Anstieg, während der Exspiration zu einem deutlichen Abfall des gesamten venösen Rückstromes zum Herzen kommt. Bei künstlicher Beatmung sind die Atmungs- und Durchblutungsphasen umgekehrt: hier wird der Rückstrom bei der Inspiration gehemmt, während der Exspiration gefördert. Dieses Verhalten ist ohne weiteres auf Grund des Verhaltens der intrathorakalen Drucke bei den beiden Atmungsarten verständlich. Auch BAUEREISEN [46] sowie KRUG und SCHLICHER (Übersicht in der Monographie „Die Dynamik des venösen Rückstromes" [47]) sind, auf Grund mehr indirekter Befunde (durch Messung der transmuralen Drucke der Venen), zu den gleichen Resultaten gekommen.

Eine ganz andere Frage ist aber die nach dem „Netto-Effekt" der Atembewegungen auf den Kreislauf. Wenn es bei Spontanatmung eine inspiratorische Förderung und eine exspiratorische Hemmung des venösen Rückstromes — und damit des Herzzeitvolumens — gibt, könnten diese entgegengesetzten Wirkungen sich aufheben, oder es könnte der eine oder der andere Effekt überwiegen und so zu einem „Netto-Effekt" führen. BRECHER [23] glaubt aus seinen Ergebnissen einen solchen fördernden „Netto-Effekt" nachgewiesen zu haben, da die inspiratorische Förderung größer sei als die exspiratorische Behinderung. Die Nachprüfung der veröffentlichten experimentellen Unterlagen zu dieser Frage konnte uns jedoch nicht von der Richtigkeit dieser Aussage überzeugen. Auch grundsätzlich ist die Frage durch Verfolgung des Rückstromes innerhalb eines Atemcyclus schwer zu lösen, da es kaum möglich ist, die „Null-Linie" für die Durchblutung bzw. das Herzzeitvolumen anzugeben, von der aus die Förderung bzw. die Behinderung gemessen werden sollen. Die Versuche, den Effekt der Atembewegungen durch Öffnung des Thorax nachzuweisen, sind noch weniger beweisend, da es durch Öffnung des Thorax zu einem Verlust des negativen intrathorakalen Druckes und deswegen zu einem Absinken des Herzzeitvolumens kommt (s. Teil I).

Schon 1933 haben EYSTER und HICKS [48] versucht, am narkotisierten Hund einen Netto-Effekt der spontanen Atembewegungen auf den Kreislauf nachzuweisen. Auch ihr Ergebnis war negativ. Während einer Apnoe von ½ min Dauer (ausgelöst durch Reizung des zentralen Vagusstumpfes) wurden an vagotomierten Hunden keine nennenswerten Veränderungen des Schlagvolumens (kardiometrische Messung) oder des Herzzeitvolumens festgestellt.

In unseren Versuchen an Hunden mit intakten Vagi standen die Veränderungen der Herzfrequenz im Vordergrund. Wie die Besprechung im vorangehenden Abschnitt (S. 42 und ff.) ergab, war es dabei sehr schwer, mechanische Effekte der Atmung auf den Kreislauf herauszuanalysieren. Aus

diesem Grunde wurden Versuche mit allen unseren Methoden auch im vagotomierten Zustand durchgeführt, wobei Herzfrequenz-Veränderungen nicht
auftraten.

An vagotomierten Tieren wurde bei Spontanatmung ein kleiner hem-
mender Effekt der Atembewegungen auf das Herzzeitvolumen und auf das
Schlagvolumen gefunden (Tab. 11). Es wurde schon erwähnt, daß dieser
Effekt sich auf eine Eigenwirkung von Succinylcholin zurückführen läßt.
So scheint in unseren Versuchen die Spontanatmung keinen mechanischen
Netto-Effekt auf den Kreislauf ausgeübt zu haben. Bei vagotomierten,
beatmeten Hunden ergab sich eine kleine Abnahme des Herzzeitvolumens
(im Mittel über alle Methoden um 4%) sowie des Schlagvolumens (im Mittel
um 3%), die als mechanische Effekte der Atembewegungen betrachtet werden
können (hier wurde kein Succinylcholin gegeben). Somit scheinen die Atembewegungen der künstlichen Pumpen-Beatmung einen kleinen behindernden
Effekt auf den Kreislauf zu haben.

Man kann nun versuchen, auf der gleichen Basis die Veränderungen des
Schlagvolumens und des Herzzeitvolumens bei den Hunden mit intakten
Vagi zu deuten. Wenn bei Spontanatmung das Schlagvolumen unverändert
blieb und das Herzzeitvolumen im gleichen Maße wie die Herzfrequenz
zunahm, so könnte dies so gedeutet werden, daß keine mechanischen Effekte
der spontanen Atembewegungen wirksam waren. Wenn bei künstlicher Beatmung mit zunehmendem Atemzeitvolumen das Schlagvolumen vermindert
wurde (so daß das Herzzeitvolumen bei Erhöhung der Herzfrequenz nicht
zunahm), so könnte dies als ein behindernder Effekt der künstlichen Atembewegungen auf den venösen Rückstrom gedeutet werden.

Es ist aber auch möglich, den Unterschied zwischen den Befunden bei
Beatmung und Spontanatmung bei Hunden mit intakten Vagi anders zu deuten. Man kann das Verhalten bei Beatmung als von den Atembewegungen
nicht beeinflußt ansehen und die Abnahme des Schlagvolumens als die Folge
der Erhöhung der Herzfrequenz betrachten (zu den Befunden an vago-
mierten Hunden paßt eine solche Erklärung allerdings nicht, weil hier keine
Herzfrequenzänderungen auftraten). Dann würde das Gleichbleiben des
Schlagvolumens bei spontan atmenden Hunden mit intaken Vagi einen
fördernden Netto-Effekt der Atembewegungen auf den Kreislauf bedeuten.

Bei unseren Versuchen wurde streng darauf geachtet, daß der intrapulmonale Druck im zeitlichen Mittel konstant war. Trotzdem muß hier
mit „Mitteldruck-Effekten", die im Teil I besprochen wurden, gerechnet
werden. Denn für den Füllungszustand des Herzens und der intrathorakalen
Venen ist in erster Linie der intrathorakale Druck maßgeblich. Wenn bei
Beatmung die Belüftung vergrößert wird bei gleichbleibendem intrapulmonalem Druck, müßte dabei auch der mittlere intrathorakale Druck konstant
bleiben. Wenn dagegen bei Spontanatmung das Atemzugvolumen vergrößert
wird, so geschieht das mehr auf Kosten der inspiratorischen als der exspira-

torischen Reserve. Die Erhöhung der Atemmittellage bedeutet aber eine Negativierung des mittleren intrathorakalen Druckes, und dies bedingt eine Vergrößerung des Schlagvolumens und des Herzzeitvolumens (s. Teil I). Somit könnte der fördernde Effekt der spontanen Atembewegungen ein „Mitteldruck-Effekt" sein und nicht eine eigentliche Auswirkung der Atembewegungen im engeren Sinne.

Es muß noch auf einen grundsätzlichen Einwand gegen die Beweiskraft unserer Versuche eingegangen werden. Die Einstellung des Herzzeitvolumens ist von sehr vielen Faktoren abhängig. Bei unserer Analyse wurde davon ausgegangen, daß die mechanischen Faktoren und die Herzfrequenz als das Herzzeitvolumen bestimmende Größen wirksam sind. Es kann sein, daß das Herzzeitvolumen in unseren Versuchen vorwiegend durch andere, von uns nicht berücksichtigten Faktoren bestimmt war, und daß diese anderen Faktoren die Wirkungen der Atembewegungen verdeckten. Ein solcher Faktor ist z. B. der O_2-Bedarf des Organismus. Den Unterschied bezüglich des Herzzeitvolumens zwischen Beatmung und Spontanatmung mit intakten Vagi könnte man damit erklären, daß bei Spontanatmung der O_2-Verbrauch wegen aktiver Atembewegungen zunimmt und deshalb das Herzzeitvolumen ansteigt. Allerdings läßt sich hierdurch das Fehlen des Anstieges des Herzzeitvolumens nach Vagotomie bei Spontanatmung nicht erklären.

Zusammenfassend ergibt die kritische Besprechung unserer Befunde, daß bei Beatmung ein fördernder Netto-Effekt in unseren Versuchen nicht vorhanden war (eher ein behindernder) und daß die fördernde Auswirkung der Atembewegungen auf den Kreislauf auch bei Spontanatmung durchaus sehr fragwürdig erscheint.

3. Modelle der mechanischen Beeinflussung des Kreislaufes durch Atembewegungen. Für die Wirkungen der Atembewegungen auf den Kreislauf gibt es zwei Modellvorstellungen, die zu entgegengesetzten Effekten führen.

a) Nach der ersten Vorstellung wird durch Atembewegungen auch Blut gepumpt. Die Wirkungsweise dieser sog. „respiratorischen Kreislaufpumpe" ist in der Abb. 16 dargestellt. Bei der normalen Einatmung wird (durch Negativierung des intrathorakalen und des intrapulmonalen Druckes) Blut in den Thorax gesaugt. Die Herzklappen bewirken, daß die Ansaugung vorwiegend von der venösen Seite kommt. Bei der Ausatmung wird Blut aus dem Thorax ausgepreßt, jetzt wegen des Ventileffektes der Herzklappen vorwiegend auf die arterielle Seite hin. Auf diese Weise kommt es zu einem positiven „Netto-Effekt" der Atembewegungen auf das Herzzeitvolumen.

b) Das Herzzeitvolumen bzw. der venöse Rückstrom werden durch positive intrathorakale oder intrapulmonale Drucke stärker behindert als durch negative entsprechende Drucke gefördert (s. Teil I). Wenn bei Atmung der intrapulmonale Druck um einen Mittelwert schwankt, überwiegt deshalb die Hemmung des Rückstromes während der positiven Druckphase über die Förderung während der negativen Druckphase (Abb. 17). So kommt es zu

einem negativen „Netto-Effekt" der Atembewegungen auf das Herzzeitvolumen.

Diese Analyse ist von GUYTON [49] für das Verhalten des venösen Rückstromes bei herzpulsatorischen Schwankungen des Druckes im rechten Vorhof

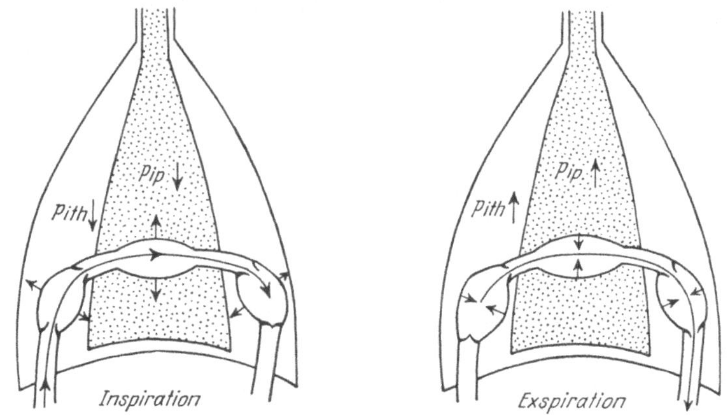

Abb. 16. Schema zur Funktionsweise der „respiratorischen Kreislaufpumpe"

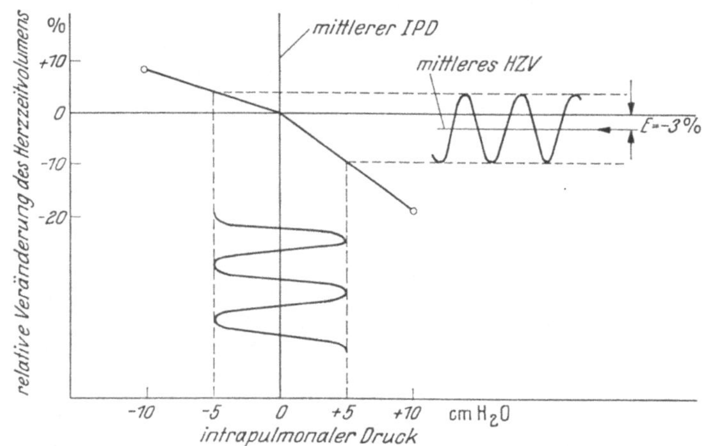

Abb. 17. Schematische Darstellung der Wirkung der Atembewegungen (= Veränderungen des intrapulmonalen Druckes) auf das Herzzeitvolumen nach dem Verfahren von GUYTON [49]. Die zugrunde liegenden Werte stammen aus unseren Versuchen (s. Text). Der resultierende Effekt (E) ist eine Verminderung des Herzzeitvolumens um 3%

auf den venösen Rückstrom mit Erfolg angewandt und in Theorie auch für
die atemmechanischen Effekte postuliert worden.

In der Abb. 17 sind die Kurven für die Amplitude und für das Herzzeitvolumen nach unseren im Teil I mitgeteilten Befunden eingezeichnet.

Bei Beatmung mit normalem Atemzugvolumen sollte durch die Atembewegungen also eine Verminderung des Herzzeitvolumens um 3% eintreten. Tatsächlich wurde an vagotomierten beatmeten Hunden durch die Atembewegungen eine Verminderung des Herzzeitvolumens um 5% im Mittel gefunden. Die Übereinstimmung ist also recht gut.

Die physikalischen Grundlagen der „respiratorischen Kreislaufpumpe" sind bestimmt korrekt. Fraglich ist nur die Wirksamkeit dieses Mechanismus unter den gegebenen physiologischen Bedingungen. Die obige Analyse ergab, daß bei unseren narkotisierten Hunden die Wirksamkeit dieses Mechanismus sehr klein gewesen sein muß, so daß er nicht nachgewiesen werden konnte.

Besonders einfach und eindeutig sollte der Nachweis der Wirkung der „respiratorischen Pumpe" sein, wenn beim Herzstillstand ein Herzzeitvolumen durch Beatmung erzielt wird. Da ein solcher Effekt von erheblicher praktischer Bedeutung sein könnte, ist die Frage von mehreren Autoren experimentell untersucht worden.

So konnten THOMPSEN und ROCKEY [50] an toten Hunden durch verschiedene Formen der künstlichen Beatmung einen Restkreislauf aufrechterhalten. Als einzige quantitative Aussage wird festgestellt, daß die O_2-Sättigung des Blutes in der Arteria femoralis nach einer Behandlung von 15 min beim toten Hund wieder die Normalwerte des lebenden Hundes erreicht hatte. Wenn die normale Kreislaufzeit Lunge—Arteria femoralis auf höchstens 15 sec geschätzt wird, läßt sich daraus errechnen, daß das Herzzeitvolumen dabei nur ca. 1—2% des Normalwertes betrug.

DUPUY und Mitarb. [51] versuchten einen Kreislauf an Hunden mit Kammerflimmern durch verschiedene Beatmungsmethoden aufrechtzuerhalten. Es ergab sich, daß in der Vena jugularis eine Durchblutung von 3—5% des Normalwertes, in der Arteria carotis um 1—3% des Normwertes durch Beatmungsmanöver erzeugt werden konnte. Diese Durchblutungen waren für die Aufrechterhaltung der Funktionsfähigkeit des Gehirnes (gemessen am EEG) nicht ausreichend.

Wir versuchten vergeblich am toten Hund durch Beatmung ein Herzzeitvolumen zu erzeugen. Allerdings war unsere Methode zur Bestimmung des Herzzeitvolumens (Thermo-Injektion) zum Nachweis derart kleiner Stromstärken offenbar nicht geeignet.

Nach diesen Befunden scheint also die Wirksamkeit der „respiratorischen Pumpe" auch bei Kreislaufstillstand sehr klein zu sein. Von extrem starken Beatmungsbewegungen gibt es jedoch fließende Übergänge zur extrathorakalen Herzmassage. Mit dieser Methode konnten KOUWENHOVEN, JUDE und KNICKERBOCKER bei Hunden [52] und auch beim Menschen [53] im Zustand des Herzstillstandes oder des Kammerflimmerns einen nahezu normalen arteriellen Blutdruck und etwa die Hälfte des normalen Herzzeitvolumens erhalten.

Beziehungen zur „respiratorischen Pumpe" haben auch die Versuche, durch herzsynchrone große Druckschwankungen in der Lunge den Kreislauf zu unterstützen (Soroff und Mitarb. [54], Birtwell und Mitarb. [55], Osborn und Mitarb. [56]).

Zusammenfassung

In dieser Arbeit werden die Einflüsse der Atmung auf den Kreislauf untersucht. Insbesondere soll festgestellt werden, wie sich das Herzzeitvolumen in verschiedenen atemmechanischen Zuständen bei Spontanatmung und bei künstlicher Beatmung verhält. In erster Linie werden die in eigenen Versuchen an narkotisierten Hunden gewonnenen Ergebnisse verwendet, aber auch Versuchsergebnisse am Tier und am Menschen aus der Literatur werden herangezogen.

Bei der Analyse wird unterschieden zwischen (1) den Einflüssen der Veränderungen des mittleren intrapulmonalen (bzw. intrathorakalen) Druckes (Teil I) und (2) den Auswirkungen der künstlichen und spontanen Atembewegungen auf den Kreislauf (II).

Teil I. An narkotisierten künstlich beatmeten Hunden wurde das Verhalten des Herzzeitvolumens und anderer Kreislaufgrößen bei Veränderungen des mittleren intrapulmonalen Druckes im Bereich von $+20$ bis -60 cm H_2O untersucht. Bei positiven Drucken wurde eine starke Abnahme des Herzzeitvolumens, bei negativen Drucken eine weniger stark ausgeprägte Zunahme gefunden. Diese Veränderungen des Herzzeitvolumens waren hauptsächlich durch entsprechende Veränderungen des Schlagvolumens bedingt, während sich die Herzfrequenz nur wenig änderte. Das Verhalten des Herzzeitvolumens läßt sich mit Änderungen der diastolischen Füllung des Herzens (Frank-Starling-Mechanismus) und mit Kollaps von intrathorakalen bzw. extrathorakalen Venen erklären. Mit diesen Ergebnissen stimmen Literaturbefunde bei spontan atmenden Hunden weitgehend überein.

Da für die O_2-Versorgung des Organismus der Kreislauf und der Gasaustausch in der Lunge zusammenwirken, wurde auch die Gasaustauschfunktion der Lunge bei veränderten mittleren intrapulmonalen Drucken experimentell untersucht, indem an narkotisierten, beatmeten Hunden die venöse Beimischung und die Atemtoträume gemessen wurden. Die venöse Beimischung erreichte bei negativen Drucken sehr hohe Werte (bis 50% des Herzzeitvolumens). Dieser Zuwachs der venösen Beimischung kann auf Atelektasenbildung zurückgeführt werden. Der Anteil der effektiven Totraumbelüftung an der Gesamtbelüftung der Lunge vergrößert sich sowohl bei negativen als auch bei positiven Drucken.

Aus der Gesamtwirkung der Veränderungen des Herzzeitvolumens und der Gasaustauschfunktion der Lunge bei veränderten mittleren intrapulmonalen Drucken ergibt sich, daß bei mittlerem Druck $= 0$ sowohl die funktionelle Lungen-Capillardurchblutung als auch die alveoläre Belüftung am größten sind und somit die Bedingungen für den Gasaustausch und Gastransport am günstigsten sind.

Teil II. Der Einfluß der Atembewegungen auf den Kreislauf wurde experimentell mit zwei Methoden untersucht. Bei der Methode A wurden das Herzzeitvolumen und andere Kreislaufgrößen vergleichend bei Atemstillstand (O_2-Diffusionsatmung) und bei O_2-Rückatmung untersucht. Der arterielle CO_2-Druck war in beiden Zuständen erhöht, aber gleich. (Als Nebenbefund ergab sich aus diesen Versuchen die Wirkung des CO_2-Druckes auf den Kreislauf, die mit Literaturbefunden verglichen wird.)

Um den Anstieg des CO_2-Druckes beim Atemstillstand zu vermeiden, wurden bei der Methode B die isolierten Lungen eines anderen Hundes, die an das Arteriensystem des Versuchshundes angeschlossen waren, zur Beseitigung des CO_2 während Atemstillstands-Perioden benutzt. Beide Methoden wurden sowohl bei spontan atmenden als auch bei pumpenbeatmeten Hunden angewendet.

Mit diesen Methoden wurde gefunden, daß sowohl spontane als auch künstliche Atembewegungen die Herzfrequenz steigern (bis um 30%). Dieser Effekt (der auch beim Menschen auftritt) wird durch Vagotomie beseitigt. Diese Zunahme der Herzfrequenz wird bei Spontanatmung von einer gleich großen Zunahme des Herzzeitvolumens begleitet. Bei künstlicher Beatmung dagegen nimmt dabei das Schlagvolumen ab, so daß das Herzzeitvolumen etwa konstant bleibt. An vagotomierten Tieren, bei denen keine Herzfrequenzänderungen auftraten, waren alle Auswirkungen der Atembewegungen auf den Kreislauf minimal, am deutlichsten waren noch geringe Abnahmen des Herzzeitvolumens und des Schlagvolumens bei künstlicher Beatmung.

Somit scheinen zwar die spontanen Atembewegungen günstiger für den Kreislauf zu sein als die künstlichen Atembewegungen durch die Atempumpe. Die Befunde sprechen aber eher für einen behindernden Einfluß der künstlichen Atembewegungen als für eine fördernde Auswirkung der spontanen Atembewegungen auf den Kreislauf. Auch eine kritische Durchsicht der Literatur ergibt, daß die Wirksamkeit der sogenannten „respiratorischen Kreislaufpumpe" recht klein sein dürfte.

Summary

This paper deals with the influence of respiration on the circulation. Of particular interest ist the question how cardiac output ist related to the different mechanics of respiration during spontaneous breathing and arteficial ventilation. Primarily the results of experiments with anaesthetized dogs are discussed, but also the results of the literature on animals and humans are reported.

In this analysis it is differentiated between (1) the influence of alternation in the mean intrapulmonary (intrathoracic) pressure (part I) and (2) the effects of arteficial and spontaneous respiratory movments on circulation (part II).

Part I. The effect of changes in the mean intrapulmonary pressure (IPP) in the range from $+20$ to -60 cm H_2O upon circulation and pulmonary gas exchange was investigated in anaesthetized dogs ventilated at constant tidal volume and frequency with a Starling-pump.

1. In 17 dogs the behaviour of the cardiac output was studied using the thermo-dilution method. At negative IPP the cardiac output increased, reaching a maximum ($+39\%$ on average) at -40 cm H_2O. At positive IPP the cardiac output was diminished (at $+20$ cm H_2O by -40%). In acute oligaemia the relative changes in the cardiac output were still larger. These changes in the cardiac output, which were almost entirely due to changes in the stroke volume, are ascribed to the Frank-Starling mechanism of the heart and (to a minor extent) to collapse of veins.

2. In 6 dogs ventilated with 100% O_2 the venous admixture was determined at negative IPP. The venous admixture was $3,7\%$ at IPP $= 0$, increased progressivly as the IPP was decreased up to 20 cm H_2O and remained constant at more negative IPP (46% on the average). The increase in the venous admixture is attributed to formation of atelectases.

3. In 4 dogs the respiratory dead spaces were determined from CO_2 pressures in the exspired gas, in the end-exspiratory alveolar gas and in the arterial blood. Both at positive and negative IPP effective ($=$ "physiological") dead space showed a considerable increase which was mainly due to an increase in the series ($=$ "anatomical") dead space.

It follows from this behaviour of the cardiac output, of the venous admixture and the effective dead space that the functional pulmonary capillary blood flow and the alveolar ventilation are maximal and thence the conditions for gas exchange and transport are optimal, when the IPP is maintained at zero during artificial ventilation.

Part II. In order to determine the mechanical net effect of respiratory movements on the circulation, the principal circulatory parameters (cardiac output, cardiac frequency, stroke volume, arterial blood pressure, peripheral resistance) were measured in anaesthetized dogs comparatively during apnea and during spontaneous breathing or during artificial ventilation. Changes in blood gases were avoided or their effects were taken into account.

The following results were obtained: 1. During spontaneous breathing as well as during artificial ventilation the cardiac frequency was increased as compared to apnea (up to 30%). 2. During spontaneous breathing this increase in the cardiac frequency was accompanied by a corresponding increase in the cardiac output. During artificial ventilation the stroke volume decreased simultaneously in such a manner that the cardiac output

remained unchanged. 3. In vagotomized animals, in which no changes of
the cardiac frequency occurred, spontaneous respiration had no influence
on the circulation, whereas with artificial ventilation the cardiac output
and the stroke volume were decreased as compared to apnea.

It was concluded from the results: 1. Artificial and spontaneous respiratory movements increased the cardiac frequency reflexly. 2. The artificial
respiratory movements per se reduced the stroke volume and the cardiac
output. 3. The spontaneous respiratory movements appeared to have no
direct mechanical net effet on the overall circulation.

Literaturverzeichnis

[1] Holt, J. P.: The effect of positive and negative intrathoracic pressure on
    cardiac output and venous pressure in dog. Amer. J. Physiol. 142, 594
    (1944).
[2] Lenfant, C., and B. J. Howell: Cardiovascular adjustments in dogs during
    continuous pressure breathing. J. appl. Physiol. 15, 425 (1960).
[3] Fegler, G.: Measurements of cardiac output in anesthetized animals by a
    thermo-dilution method. Quart. J. exp. Physiol. 39, 153 (1954).
[4] Cerretelli, P., e J. Piiper: Determinazione della gettata cardiaca col metodo
    della termodiluizione. Arch. Fisiol. 62, 13 (1963).
[5] Slama, H., u. J. Piiper: Direktanzeigendes Rechengerät zur Bestimmung des
    Herzzeitvolumens mit der Thermo-Injektionsmethode. Z. Kreisl. Forsch.
    53, 322 (1964).
[6] Maloney, J. V., jr., and St. W. Handford: Circulatory responses to inter-
    mittent positive and alternating positive-negative pressure respirators.
    J. appl. Physiol. 6, 453 (1954).
[7] —, and J. L. Whittenberger: The direct effects of pressure breathing on the
    pulmonary circulation. Ann. N. Y. Acad. Sci. 66, 931 (1957).
[8] Hörnicke, H., u. J. Stoffregen: Vergleich von Überdruck-Beatmung und
    Wechseldruck-Beatmung im Tierexperiment. Langenbecks Arch. klin. Chir.
    283, 185 (1956).
[9] Otis, A. B., H. Rahn, M. Brontman, L. J. Mullins, and O. W. Fenn: Bal-
    listocardiographic study of changes in cardiac output due to respiration.
    J. clin. Invest. 25, 413 (1946).
[10] Cournand, A., H. L. Motley, L. Werkö, and D. W. Richards, jr.: Physio-
    logical studies of the effect of intermittent positive pressure breathing on
    cardiac output in man. Amer. J. Physiol. 152, 162 (1948).
[11] Kilburn, K. H., and H. O. Sieker: Hemodynamik effects of continuous
    positive and negative pressure breathing in normal man. Circulat. Res. 8,
    660 (1960).
[12] Maloney, J. V., jr., J. O. Elam, S. W. Handford, G. A. Balla, D. W.
    Eastwood, E. S. Brown, and R. H. Ten Pas: Importance of negative
    pressure phase in mechanical respirators. J. Amer. med. Ass. 152, 212
    (1953).
[13] Braunwald, E., J. H. Binion, W. L. Morgan, jr., and S. J. Sarnoff: Alte-
    rations in central blood volume and cardiac output induced by positive
    pressure breathing and counteracted by metaraminol (Aramine). Circulat.
    Res. 5, 670 (1957).

[14] BITTER, H. S., and H. RAHN: Redistribution of alveolar blood flow with passive lung distension. Wright Air Development Center Technical Report 56—466 1 (1956).

[15] SCHORER, R., u. J. PIIPER: Herzzeitvolumen, venöse Beimischung und Atemtoträume bei Veränderungen des mittleren intrapulmonalen Druckes am künstlich beatmeten Hund. Pflügers Arch. ges. Physiol. 277, 404 (1963).

[16] BARTELS, H., u. H. HARMS: Sauerstoffdissoziationskurven des Blutes von Säugetieren. Pflügers Arch. ges. Physiol. 268, 334 (1959).

[17] GLEICHMANN, U., u. D. W. LÜBBERS: Die Messung des Sauerstoffdruckes in Gasen und Flüssigkeiten mit der Pt-Elektrode unter besonderer Berücksichtigung der Messung im Blut. Pflügers Arch. ges. Physiol. 271, 431 (1960).

[18] GERTZ, K. H., u. H. H. LOESCHCKE: Elektrode zur Bestimmung des CO_2-Druckes. Naturwissenschaften 45, 160 (1958).

[19] STEINER, S. H., and R. H. BEHNKE: Pulmonary venous admixture in man during negative pressure respiration. J. appl. Physiol. 16, 1047 (1961).

[20] McILROY, M. B., J. BUTLER, and TH. N. FINLEY: Effects of chest compression on reflex ventilatory drive and pulmonary function. J. appl. Physiol. 17, 701 (1962).

[21] FINLEY, TH. N., C. LENFANT, P. HAAB, J. PIIPER, and H. RAHN: Venous adimxture in the pulmonary circulation of anesthetized dogs. J. appl. Physiol. 15, 418 (1960).

[22] BERGMAN, N. A.: Effect of different pressure breathing patterns on alveolar-arteriell gradients in dog. J. appl. Physiol. 18, 1049 (1952).

[23] BRECHER, G. A.: Venous return. New York/London: Grune & Stratton 1956.

[24] DIEBOLD, O., u. O. MERTENS: Über die zentral-nervöse Regulierung des Herzzeitvolumens bei Einatmung kohlesäurehaltiger Luft. Pflügers Arch. ges. Physiol. 237, 585 (1936).

[25] GROLLMAN, A.: Physiological variations in the cardiac output of man. IX. The effect of breathing carbon dioxide, and of voluntary forced ventilation on the cardiac output of man. Amer. J. Physiol. 94, 287 (1930).

[26] McGREGOR, M., R. E. DONEVAN, and M. ANDERSON: Influence of carbon dioxide and hyperventilation on cardiac output in man. J. appl. Physiol. 17, 933 (1962).

[27] RICHARDSON, D. W., A. J. WASSERMAN, and J. L. PATTERSON, jr.: General and regional circulatory responses to change in blood pH and carbon dioxide tension. J. clin. Invest. 40, 31 (1961).

[28] McELROY, W. T., jr., A. J. GERDES, and E. B. BROWN, jr.: Effect of CO_2, bicarbonate and pH on performance of isolated perfused guinea pig hearts. Amer. J. Physiol. 195, 412 (1948).

[29] PRICE, H. L.: The effect of carbon dioxide on the cardiovascular system. Anesthesiology 21, 652 (1960).

[30] VIDAL BERETERVIDE, K.: Actions of succinylcholin chloride on the circulation. Brit. J. Pharmacol. 10, 265 (1955).

[31] DE BURGH DALY, M., and J. L. HAZZLEDINE: The effects of artefically induced hyperventilation on the primary cardiac reflex response to stimulation of the carotid bodies in the dog. J. Physiol. 168, 872 (1963).

[32] —, and M. J. SCOTT: The effects of stimulation of the carotid body chemoreceptors on heart rate in the dog. J. Physiol. 144, 148 (1958).

[33] — — — The cardiovascular responses to stimulation of the carotid body chemoreceptors in the dog. J. Physiol. 165, 179 (1963).

[34] ASMUSSEN, E.: CO_2-breathing and output of the heart. Acta Physiol. Scand 6, 176 (1943).

[35] DONEVAN, R. E., N. M. ANDERSON, P. SEKELEJ, O. PAPP, and M. McGREGOR: Influence of voluntary hyperventilation on cardiac output. J. appl. Physiol. 17, 487 (1962).

[36] SCHOLANDER, P. F.: The master switch of life. Studies of diving reveal the vertebrate animal's ultimate defense against asphyxia. Scientific american 209, 92 (1963).

[37] —, H. T. HAMMEL, H. LEMESSURIER, E. HEMINGSEN, and W. GAREY: Circulatory adjustment in pearl divers. J. appl. Physiol. 17, 184 (1962).

[38] OLSON, C. R., D. D. FANESTIL, and P. F. SCHOLANDER: Some effects of apneic underwater diving on blood gases, lactate, and pressure in man. J. appl. Physiol. 17, 938 (1962).

[39] ELSNER, R. W., W. F. GAREY, and P. F. SCHOLANDER: Selective ischemia in diving man. American Heart J. 65, 571 (1963).

[40] OLSEN, C. R., D. D. FANESTIL, and P. F. SCHOLANDER: Some effects of breath holding and apneic underwater diving on cardiac rhythm in man. J. appl. Physiol. 17, 461 (1963).

[41] CRAIG, A. B., jr.: Heart rate responses to apneic underwater diving and breath holding in man. J. appl. Physiol. 18, 854 (1963).

[42] THURAU, K., u. K. KRAMER: Die Bedeutung der Herzfrequenz für das Herzminutenvolumen unter verschiedenen Strömungswiderständen. Verh. Dtsch. Ges. Kreislaufforschg. 24, 327 (Darmstadt 1958).

[43] BRECHER, G. A., and CH. A. HUBAY: Pulmonary blood flow and venous return during spontanous respiration. Circ. Res. 3, 210 (1955).

[44] —, and G. MIXTER, jr.: Effect of respiratory movements on superior cava flow under normal and abnormal conditions. Amer. J. Physiol. 172, 457 (1953).

[45] MIXTER, G., jr.: Respiratory augmentation of inferior vena caval flow demonstrated by a low-resistance phasic flowmeter. Amer. J. Physiol. 172, 446 (1953).

[46] BAUEREISEN, D., H. BÖHME, H. KRUG, U. PEIPER u. L. SCHLICHER: Der Einfluß der Inspiration auf den Effektivdruck der intrathorakalen Kreislaufabschnitte. Pflügers Arch. ges. Physiol. 266, 499 (1958).

[47] KRUG, H., u. L. SCHLICHER: Die Dynamik des venösen Rückstromes. Leipzig: VEB Georg Thieme 1960.

[48] EYSTER, J. A. E., and EARL V. HICKS: Effect of respiration on cardiac output. Amer. J. Physiol. 104, 358 (1933).

[49] GUYTON, A. C., J. B. LANGSTON, and O. CARRIER, jr.: Decrease of venous return caused by right atrial pulsation. Circulat. Res. 10, 188 (1962).

[50] THOMPSON, S. A., and E. E. ROCKEY: The effect of mechanical arteficial respiration upon maintance of the circulation. Surg. Gyn. Abstetr. 84, 1059 (1947).

[51] DUPUY, G., J. C. GODEAU, R. JOLY et G. ROUGIER: Etude dés effects de la pneumo-insufflation rhythmée sur le Chien en arrêt cardiaque. C. R. Soc. Biol. (Paris) 156, 2039 (1962).

[52] KOUWENHOVEN, W. B., J. R. JUDE, and G. G. KNICKERBOCKER: Closed-chest cardiac massage. J. A. M. A. 173, 1064 (1960).

[53] — — — Ventilation and circulation with closed-chest cardiac massage in man. J. A. M. A. 176, 574 (1961).

[54] SOROFF, H. S., W. C. BIRTWELL, B. F. SACHS, H. J. LEVINE, and R. A. DETERLING: Assisted circulation: VI. Studies of the hemodynamic effects of varying intrathoracic pressure synchronously with the electrocardiogram. Circulation 28, 810 (1963) (Abstract).

[55] BIRTWELL, W. C., H. S. SOROFF, B. F. SACHS, H. J. LEVINE, and R. A. DETER-LING: Assisted circulation: V. The use of the lungs as a pump. A method for assisting pulmonary blood flow by varying airway pressure synchronously with the EKG. Trans. Amer. Soc. Artif. Intern Organs 9, 192 (1963).

[56] OSBORN, J. J., F. B. MAIN, and F. L. GERBODE: Circulatory support by leg or airway pulses in experimental mitral insufficiency (P.) Circulation 28, 781 (1963).

[57] BURNUM, J. F., J. B. HICKAM, and H. D. McINTOSH: The effect of hypocapnia on arterial blood pressure. Circulation 9, 89 (1954).

[58] GLEASON, W. L., J. N. BERRY, F. M. MAUNEY, and H. D. McINTOSH: The hemodynamic effects of hyperventilation (Abstract). Clin. Res. 6, 127 (1958).

[59] ROSS, J. C., R. FRAYSER, and J. B. HICKAM: A study of the mechanism by which exercise increases the pulmonary diffusion capacity for carbon monoxide. J. Clin. Invest. 38, 916 (1959).

[60] TURINO, G. M., M. BRANDFONBRENER, and A. P. FISHMAN: The effect of changes in ventilation on pulmonary blood flow on the diffusing capacity of the lung. J. Clin. Invest. 38, 1186 (1959).

[61] FISHMAN, A. P., H. W. FRITTS, jr., and A. COURNAND: Effects of breathing carbon dioxide upon the pulmonary circulation. Circulation 22, 220 (1960).

[62] RANKIN, J., R. S. McNEIL, and R. E. FORSTER: Influence of increased alveolar CO_2 tension on pulmonary diffusion capacity for CO in man. J. appl. Physiol. 15, 543 (1960).

Anaesthesiology and Resuscitation
Anaesthesiologie und Wiederbelebung
Anesthésiologie et Réanimation

Gesamtherstellung: Konrad Triltsch, Graphischer Großbetrieb, Würzburg